全国卫生职业院校实验实训教学规划教材

预防医学实验教程

主　编　乌建平　刘明清

副主编　吴　韦　晏志勇　赵　宏
　　　　蔡灵卿　刘媛洁　曹小川

编　委　(以姓氏笔画为序)

乌建平（江西医学高等专科学校）

刘明清（沧州医学高等专科学校）

刘媛洁（江西医学高等专科学校）

李湘华（江西医学高等专科学校）

吴　韦（江西南昌卫生学校）

周慧云（江西医学高等专科学校）

赵　宏（江西医学高等专科学校）

晏志勇（江西省护理职业技术学院）

曹小川（江西省鄱阳职业教育技术中心）

蔡灵卿（江西医学高等专科学校）

科学出版社

北　京

内 容 简 介

预防医学注重实践性和技能性，其实验是学生学习和运用理论知识的重要方法。本书共设计 17 个实验，从大气、水源、职业、社会、居住、饮食、特殊人群等角度对一些影响健康的因素测定和控制方法做了介绍，对一些职业病、营养性疾病、中毒性疾病、环境污染所致疾病、流行病学研究方法等做了论述，并设计了社区调查内容。帮助学生理解掌握相关知识，强化学生对综合知识地运用能力。

图书在版编目 (CIP) 数据

预防医学实验教程／乌建平，刘明清主编 . —北京：科学出版社，2015.1
全国卫生职业院校实验实训教学规划教材
ISBN 978-7-03-042673-4

Ⅰ. 预… Ⅱ. ①乌… ②刘… Ⅲ. 预防医学-实验-高等职业教育-教材 Ⅳ. R1-33

中国版本图书馆 CIP 数据核字 （2014）第 284561 号

责任编辑：许贵强／责任校对：桂伟利
责任印制：肖 兴／封面设计：范璧合

科 学 出 版 社 出版
北京东黄城根北街 16 号
邮政编码：100717
http://www.sciencep.com

安泰印刷厂 印刷
科学出版社发行 各地新华书店经销
*
2015 年 1 月第 一 版 开本：787×1092 1/16
2015 年 1 月第一次印刷 印张：7
字数：108 000
定价：18.80 元
（如有印装质量问题，我社负责调换）

前　言

为了加强学生对预防医学理论课内容的理解，充分体现预防医学实践教学的特点，特编写了《预防医学实验教程》一书。预防医学注重实践性和技能性，本书具有以下特色：

第一，从大气、水源、职业、社会、居住、饮食、特殊人群等角度对一些影响健康的因素的测定和控制方法做了介绍，全书共安排17个实习内容。

第二，对一些职业病、营养性疾病、中毒性疾病、环境污染所致疾病、流行病学研究方法等综合性实验、实训方法做了论述。

第三，书中安排了大量社区调查，有利于增强学生社区实践能力。

本书作为高职高专及中专《预防医学》的补充和配套教材，适合临床医学、护理医学、全科医学、中医、中西结合、针灸推拿、麻醉、社区、妇幼卫生及其他相关医学专业的学生阅读和使用。

由于编者水平有限，编写中难免存在错误和不足之处，真诚欢迎读者批评指正，以便改进。

编　者
2014 年 9 月

目 录

实验一　空气中有害物质的采样方法

有害物质存在于空气中的物理状态不同，所用的采样方法及仪器也就不同，因此在采样前必须了解有害物质在空气中的存在状态。存在状态由有害物质的性质和生产过程所决定。有的以气体（如一氧化碳）和（或）蒸气（苯、酚等）状态存在；有的以气溶胶：包括雾（如硫酸雾等）、烟（如铅烟等）和尘（如二氧化硅粉尘）状态存在；也有时呈多种状态混合存在于空气中。

一、常用的采样器材

采样器材包括三个部分，即装有吸收液或吸附剂的采样器、采气动力装置和气体流量计。常用器材的选择可参见表 1-1。

表 1-1　常用采样器和采样动力

适用状态	采样器	吸收液或固体吸附剂	采样动力及速度
气体或蒸气	小型气泡吸收管	吸收液 2~3ml	手抽筒或注射器 0.1~1L/min
气体或蒸气	大型气泡吸收管	吸收液 5~10ml	手抽筒或注射器 0.3~1L/min
气体或蒸气	喷泡式玻砂管、U 形玻砂管吸收管	吸收液 5~10ml	手抽筒、注射器、电抽气机 0.1~2L/min
气溶胶	冲击式采样瓶	吸收液 5~10ml	电抽气机，3~5L/min
烟、尘	滤纸采样夹	滤纸：直径 10mm	电抽气机，15L/min
粉尘	滤膜采样夹	滤膜：直径 25mm	电抽气机，15~25L/min

二、采样仪器使用方法

1. 定量抽气筒（手抽筒）　它是一种特制的，只能将空气抽进，不会再将空气推回去的手抽气筒。用橡皮管将手抽筒和采样器相连后即可抽气采样。

但使用前须先校正，确知每一次的气流量。

2. 注射器 可代替手抽筒采样。两者均适用于采气量小以及无电源的场合，使用时要控制抽拉筒芯的快慢，以掌握均匀、准确的采样速度，保证达到应有的吸收率。

3. 电动抽气机 常用的抽气机有吸尘机、刮板泵及真空泵等。使用电动抽气机等时，必须同时装有测量空气流量用的气体流量计，以便计算采气体积。

4. 气体流量计 最常用的为转子流量计，其主要构造为一上端稍粗，下端略细的圆锥形塑料管或玻璃管，管内有一个可上下自由移动的转子，管外有表示流速（L/min）的刻度。作用原理为：转子随空气流由下而上通过锥形管而上升。当气流到达某一定流量时，转子即悬浮于一定的高度，空气流速越快，转子上升越高。在连接进气口与流量计的橡皮管上装一螺旋夹，可调节和控制流速。

三、采 样 方 法

采样时，常根据不同被测物质，选择相应的吸收液（表1-2），为使被测物质吸收完全，常采取串联的办法，将两个装有吸收液的吸收管用橡皮管进行串联（如 SO_2），以一定速度（表1-1）抽取空气。有的有害物质如铅烟、铅尘也可用处理过的无铅滤纸或滤膜进行采样。采样完毕将滤纸将滤纸（滤膜）置于无铅容器内，或将采样器口用小橡皮头塞紧后带回实验室，按被测物质的分析要求进行分析。

表1-2 毒物测定举例

测定物质	吸收液	分析方法
汞	0.1N 高锰酸钾、10% 硫酸混合液	冷原子吸收法
二氧化硫	0.04mol 四氯汞钠溶液	比色法
铅尘、铅烟	滤膜、滤纸	双硫腙比色法

四、计算（以 SO_2 采样为例）

$$空气中物质浓度（mg/m^3）= V_1 C/V_0$$

式中，V_1 为吸收液的体积（ml），C 为相当标准比色管的 SO_2 含量（μg），V_0 为换算成标准状态下的采气体积（L）。

五、采 样 示 教

用吸收管采集有害气体及蒸气。

附：空气粉尘和细菌测定方法

一、空气粉尘测定方法

空气粉尘测定包括粉尘浓度测定（重量法）和粉尘分散度测定（滤膜法），在此重点介绍粉尘浓度测定。

粉尘浓度是指单位体积空气中所含粉尘的量。常用重量浓度单位，以 mg/m^3 表示。

原理：使一定体积的含尘空气通过已知重量的滤膜，粉尘将阻留在滤膜上，根据采样前后滤膜的重量差，即可计算出空气中粉尘的浓度。

1. 操作步骤　采样前准备滤膜。滤膜是用过氯乙烯纤维制成的，具有静电性、疏水性、阻力小及耐酸碱等特点。先将滤膜编号。并在分析天平上称重，记录重量，然后将滤膜平铺在固定圈上，储存于采样盒中备用。

2. 采样

（1）从采样盒中取出装有滤膜的固定圈，装在采样架上，用橡皮管与流量计及抽气机接通，并检查是否漏气。

（2）以 20L/min 速度采样，采样时间视空气中粉尘浓度而定，一般使滤膜增重约 1~20mg。记录采样时间。

（3）用镊子取出滤膜，将粉尘面向内折叠 2~3 次，储存原采样盒中，带回称。

笔记栏

3. 计算

$$空气中粉尘浓度（mg/m^3）= \frac{W_2 - W_1}{Vt} \times 100\%$$

式中，W_1 为采样前滤膜重（mg），W_2 为采样后滤膜重（mg），V 为采气速度（L/min），t 为采样时间（min）。

4. 注意事项

（1）滤膜不耐高温，在 55℃ 以上的采样现场不宜用。

（2）装卸滤膜时应选择无粉尘场所。

（3）注意采样设备的连接顺序，并检查有无漏气，连接顺序为：污染源→采样器→流量计→采样动力。

（4）采样时应详细记录采样地点、日期、时间、方法、样品编号、采样体积、气象条件、生产操作情况、防护设备及使用情况等。

（5）如空气湿度高，采样后发现滤膜潮湿时，应将滤膜置干燥器中半小时再称重。重复称重，直至相邻两次滤膜重量之差不超过 0.2mg 为止。

（6）采样后滤膜增重若小于 1mg，或大于 20mg 者，均应重新采样。

二、空气细菌测定方法

将采得的空气样品，通过培养，进行细菌菌落计数，或折算成单位体积空气中所含细菌数，对照标准，作出空气清洁或污染程度的评价。

实验二　生活饮用水的消毒与评价

一、目　　的

掌握漂白粉消毒饮用水的基本方法；了解漂白粉有效氯含量及余氯的测定原理和方法。

二、预 习 内 容

1. 水质净化处理的步骤。
2. 饮水消毒的常用方法。
3. 有效氯、余氯、需氯量、加氯量的概念。
4. 氯化消毒的原理及其影响因素。

三、实 验 内 容

（一）漂白粉中有效氯含量的测定（碘量法）

1. 原理　漂白粉［Ca（OCl）Cl］在酸性溶液中能氧化碘化钾（KI）析出碘再用硫代硫酸钠（$Na_2S_2O_3$）标准溶液滴定析出的碘，根据 $Na_2S_2O_3$ 标准溶液的用量，即能计算出漂白粉中有效氯含量。

$$2KI+2CH_3COOH \longrightarrow 2CH_3COOK+2HI$$

$$2HI+Ca（OCl）Cl \longrightarrow CaCl+H_2O+I_2$$

$$I_2+Na_2S_2O_3 \longrightarrow 2NaI+Na_2S_2O_3$$

2. 主要器材　250ml 碘量瓶 1 个；100ml 容量瓶 1 个；研钵 1 个；100ml 量液瓶 1 个；50ml 烧杯 1 个，10ml 吸管 2 支；2ml 吸管支；碱性滴定管 1 支。

3. 主要试剂　0.05mol/L 硫代硫酸钠溶液；1% 淀粉液；10% 碘化钾；36% 冰醋酸。

4. 测定方法

（1）将漂白粉放于称量瓶中，用减量法称出 0.71g，置于研钵中，加入少量蒸馏水研磨，倾入 100ml 容量瓶中，用蒸馏水冲洗研钵 3 次，将全部洗液倾入容量瓶中，加蒸馏水至刻度，不断振荡容量瓶，使混合均匀。

（2）在 250ml 碘量瓶中加入 0.75g 碘化钾（或 10% 的碘化钾溶液 7.5ml），再加 80ml 蒸馏水使之溶解，然后再加入 2ml 冰醋酸。

（3）用吸管从容量瓶中吸出 25ml 漂白粉悬浮液，注入 250ml 碘量瓶内，此时立刻产生棕色，混合均匀，静置 5min。

（4）用 0.05mol/L 硫代硫酸钠标准溶液滴定碘量瓶中释放出的碘，并不断振荡，直至变成淡黄色，然后加入 1ml 左右淀粉溶液，此时溶液呈蓝色，继续滴定至蓝色刚褪去为止，记录 $Na_2S_2O_3$ 溶液总用量。

5. 计算

$$有效氯（以 Cl_2 计）= \frac{V \times 0.05 \times \frac{70.91}{2000} \times \frac{100}{25} \times 100\%}{0.71} = V\%$$

式中 V 为滴定时 0.05 mol/L 硫代硫酸钠标准溶液用量（ml）。

因此，滴定时用去的 0.05 mol/L 硫代硫酸钠的量（ml），即直接代表该种漂白粉所含有效氯的质量分数。

（二）漂白粉加入量测定

1. 原理　用漂白粉消毒水时，要求加入一定量的漂白粉经消毒 30min 后，仍有适量余氯（0.3mg/L），为此可先取一定体积的水样数份，分别加入不同量的已经浓度的漂白粉稀释液，30min 后观察余氯，取其余氯最适合（0.3mg/L）的水样，计算出漂白粉的加入量。本法较简单实用，漂白粉中有效氯含量在 15% 以上时，即可用本法测定加入量。

2. 主要器材　研钵 1 个；100ml 烧杯 3 个；100ml 量筒 2 只；2ml 刻度吸管 1 支；玻璃棒 1 根。

3. 主要试剂　0.01% 漂白粉溶液：称取 0.1g 漂白粉（含有效氯 15% 以上）置于研钵中，加少许蒸馏水，研磨后倒入 1000ml 量筒中，再加蒸馏水稀释至 1000ml，此 1ml 溶液约相当于 0.1mg 漂白粉。

4. 测定方法

（1）将三个烧杯依次编号，每个杯中加入 100ml 水样。

（2）用吸管吸取 0.01% 漂白粉溶液 1.0ml、1.5ml、2.0ml，分别依次加入以上各杯中，用玻璃棒搅拌均匀，静置 30min。以上各杯中所含有效氯15% 以上的漂白粉分别为 1.0mg/L、1.5mg/L、2.0mg/L。

（3）30min 后，用甲士立丁法测定各杯中与氯含量（见余氯测定法）。选择余氯在 0.3mg/L 左右中的一杯，计算此杯中的漂白粉加入量，即为消毒水样所需的加入量。如果以上各杯中都不含余氯，说明水样的需氯量较大，所加的漂白粉不够，应按比例再依次加大 0.01% 漂白粉溶液的量，重复上述实验，找到有适宜的余氯为止。

5. 计算　水样漂白粉加入量（mg/L）＝相当于余氯 0.3mg/L 的一杯溶液中所加入 0.01% 漂白粉溶液的量（ml）。例如，第二杯溶液所呈现的余氯相当于 0.3mg/L 时，则该水样的漂白粉加入量即为 1.5mg/L。

（三）水中余氯的测定（邻联甲苯胺比色法）

1. 原理　水中余氯与邻联甲苯胺的作用产生黄色的联苯醌化合物，根据其颜色的深浅进行比色定量，亦称为甲士立丁法。

2. 主要器材　余氯比色测定器 1 个；10ml 小试管 3 支；1ml 吸管 2 支；滴管 1 支。

3. 主要试剂　0.1% 邻联甲苯胺（甲士立丁）溶液；称取甲士立丁 1g 于研钵中，加入 5ml30% 盐酸调成糊状，稀释成 1000ml（或按以上比例少量配制），存于棕色瓶中，在室温下可保存 6 个月，如溶液变黄则不能使用。

4. 测定方法　取 10ml 刻度试管，加入 0.5ml 甲士立丁溶液，加水样至 10ml 刻度处混匀，放置 3~5min 后在余氯比色测定器中与标准色列进行比色，测出水样中余氯含量（mg/L）。

如无余氯比色测定器可根据呈色和氯臭程度，按表 2-1 估计水样汇总余氯的大致含量。

表 2-1   余氯含量的目测估计表

估计余氯含量/（mg/L）	呈现颜色	氯臭程度
0.3	淡黄色	刚能嗅出氯臭
0.5	黄色	容易嗅出氯臭
0.7～1.0	深黄色	明显嗅出氯臭
2.0 以上	棕黄色	有较强刺激味

如加入甲士立丁溶液后水样呈绿色或蓝色，说明水样中有石灰或锰含量过高，或水样碱度过高，可加入按 1∶2 的比例配置的稀盐酸 1ml，再比色。

若无甲士立丁试剂，可用淀粉碘化钾法测定余氯。即取消毒过的水样 10ml 注入试管中，加碘化钾 2～5 粒，1% 淀粉溶液 5 滴和按 1∶3 的比例配制的稀盐酸 2 滴摇匀后由上向下观察，如有微蓝色出现时，其余氯相当于 0.2～0.4mg/L；呈蓝色，相当于 0.5mg/L；无蓝色出现，说明加入漂白粉量不足。

5. 注意事项

（1）水样温度维持在 15～20℃，此温度时显色最好。如水温低，可适当加温再比色。

（2）漂白粉含有效氯低于 15% 时，不宜用于饮水消毒。

（3）检测余氯时，如水样有颜色和浊度，应向水样中加脱色剂 1～2 滴，消除颜色和浊度。常用的脱色剂有：巯基琥珀酸溶液、0.1 mol/L 硫代硫酸钠溶液和 10% 亚硫酸钠溶液。

（4）生活饮用水的余氯标准：含氯消毒剂与水接触 30min 后，水中余氯含量不应低于 0.3mg/L，集中式给水的出厂水应符合此标准。管网末梢水不应低于 0.05mg/L。

（四）农村和基层井水消毒法

1. 消毒药   目前农村和基层井水一般均采用漂白粉、漂白粉精消毒。

2. 圆形井水量的计算公式

井水量（m^3）＝井水深（m）×［水面直径（m）］^{2}×0.8

或   井水量（m^3）＝井水深（m）×［水面半径（m）］^{2}×3.1416

3. 漂白粉投加计量公式

漂白粉投加量（g）＝井水量（m^3）×加氯量（mg/L）/漂白粉含氯量

通常情况下，漂白粉含氯量为 25% 左右，浅井水常规加氯量为 2mg/L。

[**例**]　现有一圆形水井的水深 5m，水面直径 1.5m，请计算该水井加入多少漂白粉才能达到消毒效果。

$$井水量（m^3）= 5×1.5^2×0.8m^3 = 9m^3$$

$$漂白粉投入量（g）= 9×2/0.25g = 72g$$

将计算所得的漂白粉置于研钵中，先加少许井水调成糊状，加水冲淡后倒入井内，用吊桶混匀，30min 后测水中余氯应为 0.3mg/L。井水消毒，一般 2 次/天，即在早餐用水前及午后各一次，如井的用水量大，应增加消毒次数。

实验三 食谱编制与评价

一、实验目的

通过实验，使学生初步学会膳食调查的方法，并对调查结果作出初步评价，为改进膳食、指导合理营养提供依据。

二、实验内容

本次实验用记账法进行，对学校食堂进行5天记账法膳食调查，并结合食堂卫生、膳食多样化、烹调加工等作出初步评价。或根据下列课题计算，并作出评价。

[**例**]　某中专学校食堂，就餐人数240人，年龄16～19岁，男性。用记账法得9月10日～14日5天共消耗大米600kg，青菜400kg，毛豆140kg，猪肉40kg，鸡蛋6kg，南瓜200kg，冬瓜304kg，茄子200kg，盐10kg，酱油5kg，植物油7.5kg。

计算和评价的内容

（1）计算各种食物中营养素的含量（表3-1）。

表3-1　一日营养计算表

食物名称	重量（g）	蛋白质（g）	脂肪（g）	糖类（g）	热能（kcal）	粗纤维（g）	钙（mg）	磷（mg）	铁（mg）	VitA胡萝卜素	硫胺素（mg）	核黄素（mg）	尼克酸（mg）	抗坏血酸（mg）

（2）三餐热能分配（表3-2）。

表3-2　三餐能量分配

餐别	摄入量（g）	产热能（kcal）	百分比（%）
早餐			
中餐			
晚餐			
合计			

注：①能量 kcal 也可换算成兆焦耳（MJ）后每日膳食中营养素供给量比较。②1000 kcal = 4.18MJ。

（3）热能来源及百分比（表3-3）。

表3-3　热能来源分配

营养素	摄入量（g）	产热能（kcal）	百分比（%）
蛋白质			
脂肪			
糖类			
合计			

（4）蛋白质来源百分比（表3-4）。

表3-4　蛋白质来源百分比

来源	摄入量（g）	百分比（%）
谷类		
动物类		
豆类		
蔬菜类		
合计		

（5）根据计算结果，评价膳食中热能及各种营养素的摄取量与供给量标准相比，能否满足需要。

附：食物成分表（食部100g）

类别	名称	食部（%）	蛋白质（g）	脂肪（g）	糖类（g）	热能（kcal）	粗纤维（g）	钙（mg）	磷（mg）	铁（mg）	胡萝卜素（mg）	硫胺素（mg）	核黄素（mg）	尼克酸（mg）	抗坏血酸（g）
粮食类	籼稻米	100	7.8	1.3	76.6	349	0.4	9	203	2.4	0	0.19	0.06	1.6	0
	粳米	100	6.8	1.3	76.8	346	0.3	8	164	2.3	0	0.22	0.06	1.5	0
	特粳米	100	6.7	0.7	77.9	345	0.2	10	120	1.3	0	0.13	0.05	1.0	0
	标准粉	100	9.9	1.8	74.6	354	0.6	38	268	4.2	0	0.46	0.06	2.5	0
	富强粉	100	9.4	1.4	75.0	350	0.4	25	162	2.6	0	0.24	0.07	2.0	0
	小米	100	9.7	3.5	72.8	362	1.6	29	240	4.7	0.19	0.59	0.12	1.6	0
	高粱米	100	8.4	2.7	75.6	360	0.6	7	180	4.1	0.01	0.26	0.09	1.5	0
	玉米面	100	8.4	4.3	70.2	353	1.5	34	367	3.5	0.13	0.31	0.10	2.0	0
	莜麦面	100	15.0	8.5	64.8	396	2.1	58	398	9.6	0	0.29	0.17	0.8	0
	甜薯	87	1.8	0.2	29.5	127	0.5	18	20	0.4	1.31	0.12	0.04	0.5	30
	甜薯干	100	3.9	0.8	80.3	344	1.4	128	—	—	—	0.28	0.12	0.8	—
豆及豆制品类	黄豆	100	36.5	18.4	35.3	412	4.8	367	571	11.0	0.40	0.79	0.25	2.1	0
	绿豆	100	22.7	1.2	56.8	329	4.1	111	363	5.6	0.12	0.53	0.11	2.0	0
	赤豆	100	21.7	0.8	60.7	339	4.6	76	386	4.5	—	0.43	0.16	2.1	0
	豇豆	100	22.0	2.0	55.5	328	4.1	100	456	7.6	0.05	0.35	0.11	2.4	0
	蚕豆	100	29.4	1.8	47.5	324	2.1	93	225	6.2	—	0.39	0.27	2.6	0
	黄豆芽	100	11.5	2.0	7.1	92	1.0	68	102	1.8	0.03	0.17	0.11	0.8	4
	绿豆芽	100	3.2	0.1	3.7	29	0.7	23	51	0.9	0.04	0.07	0.06	0.7	6
	蚕豆芽	80	13.0	0.8	19.6	138	0.6	109	382	8.2	0.03	0.17	0.14	2.0	7

续表

类别	名称	食部(%)	蛋白质(g)	脂肪(g)	糖类(g)	热能(kcal)	粗纤维(g)	钙(mg)	磷(mg)	铁(mg)	胡萝卜素(mg)	硫胺素(mg)	核黄素(mg)	尼克酸(mg)	抗坏血酸(g)
豆及豆制品类	豆浆	100	4.4	1.8	1.5	40	0	25	45	2.5	—	0.03	0.01	0.1	0
	豆腐	100	7.4	3.5	2.7	72	0.1	277	87	2.1	—	0.03	0.03	0.2	0
	豆腐干	100	19.2	6.7	6.7	164	0.2	117	204	4.6	—	0.05	0.05	0.1	0
	油豆腐(泡)	100	39.6	37.7	11.8	545	0	191	574	9.4	—	0.06	0.04	0.2	0
	豆腐乳	100	14.6	5.7	5.8	133	0.6	167	200	12.0	—	0.04	0.16	0.5	0
	粉条	100	0.3	0	84.4	339	0	27	24	0.8	0	—	—	—	0
	粉皮(干)	100	0.6	0.2	87.5	354	0.1	—	—	—	—	—	—	—	0
鲜豆类	毛豆	42	13.6	5.7	7.1	134	2.1	100	219	6.4	0.28	0.33	6.10	1.7	25
	扁豆	93	2.8	0.2	5.4	35	1.4	116	63	1.5	0.32	0.05	0.07	0.7	13
	蚕豆	23	9.0	0.7	12.7	89	0.3	15	217	1.7	0.15	0.33	0.18	2.9	12
	四季豆	94	1.5	0.2	4.7	27	0.8	44	39	1.1	0.24	0.68	0.12	0.6	9
	豆角	95	2.4	0.2	4.7	30	1.4	5.	63	1.0	0.89	0.09	0.08	1.0	19
根茎类	马铃薯	88	2.3	0.1	16.6	77	0.7	11	64	1.2	0.01	0.10	0.03	0.4	16
	芋头	70	2.2	0.1	19.5	80	0.6	19	51	0.6	0.02	0.06	0.03	0.07	4
	白萝卜	78	0.6	0	5.7	25	0.8	49	34	0.5	0.02	0.02	0.04	0.05	30
	小红萝卜	63	0.9	0.2	3.8	21	0.5	23	24	0.6	0.01	0.03	0.03	0.4	27
	青萝卜	94	1.1	0.1	6.6	32	0.6	58	27	0.4	0.32	0.02	0.03	0.3	31
	凉薯	91	1.4	0.2	11.9	55	0.9	29	28	1.6	0	0.03	0.02	0.5	2
	胡萝卜	89	0.1	0.3	7.6	35	0.7	32	30	0.6	3.62	0.02	0.05	0.3	13
	圆洋葱	79	1.8	0	8.0	39	1.1	40	50	1.8	—	0.03	0.02	0.2	8

续表

类别	名称	食部(%)	蛋白质(g)	脂肪(g)	糖类(g)	热能(kcal)	粗纤维(g)	钙(mg)	磷(mg)	铁(mg)	胡萝卜素(mg)	硫胺素(mg)	核黄素(mg)	尼克酸(mg)	抗坏血酸(g)
根茎类	大葱	71	1.0	0.3	6.0	31	0.5	12	46	0.6	1.20	0.08	0.05	0.5	14
	姜	100	1.4	0.7	8.5	46	1.0	20	45	7.0	0.18	0.01	0.04	0.4	4
	蒜头	29	4.4	0.2	23.0	111	0.7	5	44	0.4	0	0.24	0.03	0.9	3
	冬笋	39	4.1	0.1	5.7	40	0.8	22	56	0.1	0.08	0.08	0.08	0.6	1
	茭白	45	1.5	0.7	4	23	0.6	4	43	0.3	0.02	0.04	0.05	0.6	2
	藕	85	1.0	0.1	19.8	85	0.7	19	51	0.5	0.02	0.11	0.04	0.4	25
蔬菜类	大白菜	68	1.1	0.2	2.1	15	0.4	61	37	0.5	0.01	0.02	0.04	0.3	20
	鸡毛菜	100	2.0	0.4	1.3	17	0.6	75	55	5.0	1.3	0.02	0.08	0.6	46
	大古菜	81	2.7	0.1	3.0	24	0.8	160	51	4.4	2.63	0.08	0.15	0.6	58
	油菜	96	1.1	0.3	1.9	15	0.5	108	30	1.0	1.7	0.02	0.11	0.6	40
	卷心菜	86	1.3	0.3	4.0	24	0.9	62	28	0.7	0.01	0.04	0.04	0.3	39
	菠菜	89	2.4	0.5	3.1	27	0.7	72	53	1.8	3.87	0.04	0.13	0.6	39
	韭菜	93	2.1	0.6	3.2	27	1.1	48	46	1.7	3.21	0.03	0.09	0.9	39
	芹菜	74	2.2	0.3	1.9	19	0.6	160	61	8.5	0.11	0.03	0.04	0.3	6
	雪里红	85	2.8	0.6	2.9	28	1.0	235	64	3.4	1.46	0.07	0.14	0.8	85
	雍菜	75	2.3	0.3	4.5	30	1.0	100	37	1.4	2.14	0.06	0.16	0.7	28
	苋菜	55	2.5	0.4	5	34	1.1	200	46	4.8	1.92	0.04	0.14	1.3	35
	蒿菜	49	0.6	0.1	1.9	11	0.4	7	31	2.0	0.02	0.03	0.02	0.5	1
	菜花	53	2.4	0.4	3.0	25	0.8	18	53	0.7	0.08	0.06	0.08	0.8	88

续表

类别	名称	食部 (%)	蛋白质 (g)	脂肪 (g)	糖类 (g)	热能 (kcal)	粗纤维 (g)	钙 (mg)	磷 (mg)	铁 (mg)	胡萝卜素 (mg)	硫胺素 (mg)	核黄素 (mg)	尼克酸 (mg)	抗坏血酸 (g)
瓜果类	西葫芦	73	0.7	0	2.4	12	0.7	22	6	0.2	0.01	0.02	0.02	0.3	1
	西红柿	97	0.8	0.3	2.2	15	0.4	8	24	0.8	0.37	0.03	0.02	0.6	8
	茄子	96	2.3	0.1	3.1	23	0.8	22	31	0.4	0.04	0.03	0.04	0.5	3
	青椒	71	0.7	0.2	3.9	20	0.8	10	33	0.7	0.60	0.06	0.04	0.8	52
	柿子椒	86	0.9	0.2	3.8	21	0.8	11	27	0.7	0.36	0.04	0.04	0.7	89
	丝瓜	93	1.5	0.1	4.5	25	0.5	28	45	0.8	0.32	0.04	0.06	0.5	8
	冬瓜	76	0.4	0	2.4	11	0.4	19	12	0.3	0.01	0.01	0.02	0.3	16
	黄瓜	86	0.9	0.2	1.6	11	0.3	19	29	0.3	0.13	0.04	0.04	0.3	6
	南瓜	81	0.3	0	1.3	6	0.3	11	9	0.1	2.40	0.05	0.06	0.3	4
	西瓜	54	1.2	0	4.2	22	0.3	6	10	0.2	0.17	0.02	0.02	0.2	3
	甜瓜	72	0.7	0	2.3	12	0.3	20	8	0.3	0.28	0.02	0.02	0.4	7
咸菜类	腌雪里红	96	2.0	0.1	3.3	22	1.0	250	31	3.1	1.55	0.04	0.11	0.5	—
	榨菜	100	4.1	0.2	9.2	55	2.2	280	130	6.7	0.04	0.04	0.09	0.7	—
	腌萝卜	96	0.8	1.4	5.4	37	0.9	118	31	1.1	0.02	0.03	0.04	0.4	—
	腌芥菜头	100	4.0	0	23.5	110	1.7	351	123	5.4	—	0.03	0.15	1.4	—
	酱黄瓜	90	4.9	0.1	13.5	75	0.9	79	165	8.4	—	—	—	—	—
	酱小菜	100	4.7	1.0	16.8	95	2.8	57	96	14.1	—	—	—	—	—

续表

类别	名称	食部 (%)	蛋白质 (g)	脂肪 (g)	糖类 (g)	热能 (kcal)	粗纤维 (g)	钙 (mg)	磷 (mg)	铁 (mg)	胡萝卜素 (mg)	硫胺素 (mg)	核黄素 (mg)	尼克酸 (mg)	抗坏血酸 (g)
鲜果及干果类	桔	80	0.7	0.1	10.0	44	0.4	41	14	0.8	0.55	0.08	0.03	0.3	34
	苹果	81	0.4	0.5	13.0	58	1.2	11	9	0.3	0.08	0.01	0.01	0.1	—
	葡萄	87	0.4	0.6	8.2	40	2.6	4	7	0.8	0.04	0.05	0.01	0.2	—
	桃	73	0.8	0.1	10.7	47	0.4	8	20	1.2	0.06	0.01	0.02	0.7	6
	杏	90	1.2	0	11.1	49	1.9	26	24	0.8	1.79	0.02	0.03	0.6	7
	柿	70	0.7	0.1	10.8	47	3.1	10	19	0.2	0.15	0.01	0.02	0.3	11
	枣	91	1.2	0.2	23.2	99	1.6	14	23	0.5	0.01	0.06	0.04	0.6	540
	红果	69	0.7	0.2	22.1	93	2.0	68	20	2.1	0.82	0.02	0.05	0.4	89
	香蕉	56	1.2	0.6	19.5	88	0.9	9	31	0.6	0.25	0.02	0.05	0.7	6
	菠萝	53	0.4	0.3	9.3	42	0.4	18	28	0.5	0.08	0.08	0.02	0.2	24
	红枣（干）	85	3.3	0.4	72.8	308	3.1	61	55	1.6	0.01	0.06	0.15	1.2	12
	西瓜子（炒）	40	31.8	39.1	19.1	556	1.8	237	751	8.3	0.18	0.03	0.14	2.7	—
	葵花子（炒）	46	24.6	54.4	9.9	628	4.9	45	354	4.3	0.10	0.88	0.20	5.1	—
菌藻类	蘑菇（鲜）	97	2.9	0.2	2.4	23	0.6	8	66	1.3	—	0.11	0.16	3.3	4
	香菇	72	13.0	1.8	54.0	284	7.8	124	415	25.3	—	0.07	1.13	18.9	—
	海带	100	8.2	0.1	56.2	258	9.7	1177	216	150	0.57	0.09	0.36	1.6	—
	紫菜	100	28.2	0.2	48.5	309	4.8	343	457	33.2	1.23	0.44	2.07	5.1	1

续表

类别	名称	食部 (%)	蛋白质 (g)	脂肪 (g)	糖类 (g)	热能 (kcal)	粗纤维 (g)	钙 (mg)	磷 (mg)	铁 (mg)	胡萝卜素 (mg)	硫胺素 (mg)	核黄素 (mg)	尼克酸 (mg)	抗坏血酸 (g)
油脂及调味品类	猪油（炼）	100	0	99.0	0	891	0	0	0	0	0	0	0.01	0.1	0
	植物油	100	0	100	0	900	0	0	0	0	0.03	0	0.04	0	0
	芝麻酱	100	20.0	52.9	15.0	6.6	6.9	870	530	58.0	0.03	0.24	0.20	6.7	0
	白糖	100	0.3	0	99.0	397	0	82	—	1.9	—	—	—	—	—
	红糖	100	0.4	0	93.5	376	0	90	—	4.0	—	—	—	0.6	0
	酱油	100	2.0	0	17.2	77	0.8	97	31	5.0	0	0.01	0.13	1.5	0
	甜面酱	100	7.3	2.1	27.3	157	2.5	51	127	4.5	—	0.08	0.17	3.4	0
	豆瓣酱	100	10.7	9.0	12.9	175	1.6	99	165	7.9	—	0.06	0.24	1.5	0
	醋	100	—	—	0.9	4	—	65	135	1.1	0	0.03	0.05	0.7	0
	精盐	100	—	—	—	—	0	62	0	1.6	—	—	—	—	—
肉及禽类	肥瘦猪肉	100	9.5	59.8	0.9	580	0	6	101	1.4	—	0.53	0.12	4.2	—
	咸肉	100	14.4	21.8	3.3	267	0	31	109	2.3	—	—	0.24	0.3	—
	猪舌	96	16.5	12.7	1.8	188	0	20	118	2.4	0	0.08	0.23	3.0	0
	猪心	78	19.1	6.3	0	133	0	45	102	2.5	0	0.34	0.52	5.7	1
	猪肝	100	21.3	4.5	1.4	131	0	11	270	25.0	8700	0.40	2.11	16.2	18
	猪肾	89	15.5	4.8	0.7	108	0	—	228	7.1	—	0.38	1.12	4.5	22
	猪肚	92	14.6	2.9	1.4	90	0	8	144	1.4	—	0.05	0.18	2.5	0
	猪血	100	18.9	0.4	0.6	82	0	7	170	0.9	0	0.07	0.15	6.0	—
	肥瘦牛肉	100	20.1	10.2	0	172									—
	牛肝	100	21.8	4.8	2.6	141	0	13	400	9.0	18300	0.39	2.30	16.2	18

续表

类别	名称	食部(%)	蛋白质(g)	脂肪(g)	糖类(g)	热能(kcal)	粗纤维(g)	钙(mg)	磷(mg)	铁(mg)	胡萝卜素(mg)	硫胺素(mg)	核黄素(mg)	尼克酸(mg)	抗坏血酸(g)
肉及禽类	肥瘦羊肉	100	11.1	28.8	0.8	307	0	11	129	2.0	0	0.07	0.13	4.8	0
	羊肝	100	18.5	7.2	3.9	154	0	9	414	6.6	29900	0.42	3.57	18.9	17
	鸡	34	21.5	2.5	0.7	111	0	11	190	1.5	—	0.03	0.09	8.0	—
	鸡肝	100	18.2	3.4	1.9	111	0	21	260	8.2	50900	0.38	1.63	10.4	7
	鸭	24	16.5	7.5	0.5	136	0	11	145	4.1	—	0.07	0.15	4.7	—
	鹅	66	10.8	11.2	0	144	0	13	23	3.7	—	—	—	—	—
蛋类	鸡蛋	85	14.7	11.6	1.6	170	0	55	210	2.7	1440	0.16	0.31	0.1	—
	鸭蛋	87	8.7	9.8	10.3	164	0	71	210	3.2	1380	0.15	0.37	0.1	—
水产类	黄花鱼	57	17.6	0.8	—	78	0	33	135	1.0	—	0.01	0.10	0.8	—
	带鱼	72	18.1	7.4	—	139	0	24	160	1.1	—	0.01	0.09	1.9	—
	鲳鱼	64	15.6	6.6	0.2	123	0	19	240	0.3	—	—	0.13	2.7	—
	青鱼	68	19.5	5.2	0	125	0	25	171	0.8	—	0.13	0.12	1.7	—
	鲢鱼	46	15.3	0.9	0	69	0	36	187	0.6	—	0.02	0.15	2.7	—
	鲤鱼	62	17.3	5.1	0	115	0	25	175	1.6	—	—	0.10	3.1	—
	鲫鱼	40	13.0	1.1	0.1	62	0	95	242	0.5	—	—	0.06	2.3	—
	咸带鱼	68	24.4	11.5	0.2	202	0	132	113	1.0	—	0.01	0.18	1.6	—
	墨鱼	73	13.0	0.7	1.4	64	0	14	150	0.6	—	0.01	0.06	1.0	—
	河虾	26	17.5	0.6	0	76	0	221	23	0.1	—	0.02	0.08	1.9	—

续表

类别	名称	食部 (%)	蛋白质 (g)	脂肪 (g)	糖类 (g)	热能 (kcal)	粗纤维 (g)	钙 (mg)	磷 (mg)	铁 (mg)	胡萝卜素 (mg)	硫胺素 (mg)	核黄素 (mg)	尼克酸 (mg)	抗坏血酸 (g)
水产类	对虾	70	20.6	0.7	0.2	90	0	35	150	0.1	360	0.01	0.11	1.7	—
	虾米	100	47.6	0.5	0	195	0	880	695	6.7	0	0.03	0.06	4.1	—
	虾皮	100	39.3	3.0	8.6	219	0	2000	1005	5.5	—	0.03	0.07	2.5	—
	蛤蜊	20	10.8	1.6	4.6	76	0	37	82	14.2	400	0.03	0.15	1.7	—
乳及代乳品	人乳	100	1.5	3.7	6.9	67	0	34	15	0.1	250	0.01	0.04	0.1	6
	牛乳	100	3.3	4.0	5.0	69	0	120	93	0.2	140	0.04	0.13	0.2	1
	羊乳	100	3.8	4.1	4.3	69	0	140	106	0.1	80	0.05	0.13	0.3	—
	代乳粉	100	17.1	10.2	62.9	412	0.7	653	338	4.8	0.20	0.47	0.76	1.4	0

实验四　食物中毒的调查与处理

[案例]

2012 年 10 月 5 日晚 8 时起，某区中心医院肠道门诊部在较短时间内，相继接收 20 余名诉说恶心、呕吐、腹部疼痛和腹泻病人进行急诊治疗。

[问题]

1. 门诊医师应考虑可能是什么问题？如何处理？

2. 如果怀疑是食物中毒，应如何确诊？询问什么？做些什么？

该中心医院肠道门诊部于当晚 11 时半即向所属区卫生防疫站报告，区防疫站值班人员已在 11 时起接到本区内其他几个医院类似的电话报告，遂向市卫生防疫站值班室汇报，并请各医院肠道门诊部仔细了解患者进餐情况和临床特征，以便进一步调查证实是否系食物中毒。

据各医院门诊医师称，患者临床表现主要为上腹部阵发绞痛，继之腹泻。一般一天 10 余次，多者达数 10 次，呈洗肉水样血便，有的甚至转变为脓血便，里急后重不明显，除恶心、呕吐外，部分病人有畏寒、发热（37.5 ~ 40℃）、乏力、脱水等表现，个别病人出现中毒性休克、酸中毒、肌痉挛等，且每个病人不约而同地均说当晚 6 时在该区内某著名大饭店参加亲友举办的喜庆酒席，该晚筵席特别热闹，全饭店楼上楼下人山人海，几无空隙，宾客可能多达 100 余桌。

当你一旦已考虑到有食物中毒发生，你认为应进一步做哪些工作？

[问题]

3. 根据临床医师提供的情况，卫生防疫站应该请他们进一步做什么？

4. 区食品卫生监督机构本身应进一步做些什么工作？

5. 市食品卫生监督机构接到电话应做些什么工作？

经各医院详细记录，各区卫生防疫站的实地调查和市卫生防疫站的资料汇报，发现从 10 月 5 日晚起，共有 42 家医院作出食物中毒的报告，患者当晚均在该大饭店进餐，共约 1002 人，在医院因食物中毒就诊者共 762 人，罹患率为 76%，其中大部分人作门诊处理，但有 89 人留院观察，其中住院 31

人，病危者20人，有两名孕妇胎儿死亡，一名40岁妇女发生心肌炎，经抢救好转。有的新郎新娘双双在结婚宴席后到医院就诊。无死亡病例。年龄最大者80岁，最小者1岁。根据552例调查，潜伏期平均为5.5小时（2~27小时），进餐后4~6小时发病达高峰，大多数病人病程2~4天，重者持续10余天。

[问题]

6. 如何鉴别各类型食物中毒（细菌性与非细菌性食物中毒、细菌性食物中毒与爆发性肠道传染病?）

7. 该饭店发生的食物中毒是属于哪种类型？为什么？本次患病情况是否符合该型流行特点？

根据上述分析，考虑系细菌性食物中毒，且实验室检验结果表明：

（1）病人吐泻物：见表4-1。

表4-1　吐泻物细菌学检验

样本内容	样本数	细菌检验结果
患者粪便（包括肛拭）	78	副溶血性弧菌阳性70份（占89.7%）
		变形杆菌阳性1份（占1.2%）
呕吐物	10	副溶血性弧菌阳性1份（占10%）

（2）健康带菌检查：13名熟食操作人员咽拭，均为金黄色葡萄球菌，10名肠道带菌检查均阴性；但3名操作人员在加工当晚筵席食品时食用过一些食品，其肛拭样本中检出副溶血性弧菌。

（3）砂滤水：采集该饭店砂滤水样本2份，未检出致病菌。其他水质指标均符合国家饮用水卫生标准。

（4）剩余熟食：采集饭店和顾客家中的剩余食品19份，检出副溶血性弧菌13份，检出率为68.4%。同时检出蜡样芽胞杆菌5份，变形杆菌1份。

（5）剩余生的河虾：感官检验肉质灰白，无异味，质量尚可；微生物检验检出副溶血性弧菌；理化检验挥发性盐基氮为19.88mg/kg。

（6）熟食间工具、用具、容器环节采样24份，检出副溶血性弧菌3份，大肠杆菌类22份。

（7）血清凝集效价测定：7例患者血清凝集效价明显上升。最高竟达1：1280，最低亦1：160。而5例正常人血清对照及抗原对照均为阴性。

（8）简易动物试验：用男、女、儿童患者吐泻物中分离出的副溶血性弧菌菌株制备含菌量相当于 $8×10^6$ 个/ml 的菌液给小白鼠注射（雌雄各 2 组）。注射后 1 小时均发病，5~6 小时陆续死亡。雌性组动物重于雄性组。而另用生理盐水注射作对照则安然无恙。

上述样品中检出的副溶血性弧菌均属同一抗原型。菌体抗原 O4，荚膜抗原 K11。

[问题]

8. 患者粪便物中副溶血性弧菌检出率高达 89.7%，为什么呕吐物中却只 10%？

9. 患者粪便中同时检出变形杆菌 1 例，你如何评价？

10. 沙滤水的检验和食品操作人员的健康带菌检查有何卫生学意义？

11. 根据上述实验室检验结果，你是否可对这起食物中毒事故作出病因诊断？说明其根据。

该饭店晚筵席菜肴由苏、广两帮厨师掌勺。主要品种有什锦大冷盆、六热炒、四大菜和二点心。什锦大冷盆和点心分别由熟食专间和点心间统一配置，热炒和大菜则由苏广两帮厨房间分别烹调。结果两帮筵席顾客均有发病。所有患者都食用过什锦冷盆菜。有一未赴筵者食用了带回家的剩余冷盆菜，结果也发病。而未食用者则无发病。除一名患者仅食用 5~6 块熟牛肉外，其余都食用过冷盆菜中的盐水虾，且摄入量多者，一般病情较为严重。有 2 名厨师因不相信盐水虾会引起食物中毒，结果亲口尝后也发病。据说大多数顾客反映盐水虾质量较差，虾灰黑，有氨味，肉质"糊"，无弹性，壳肉粘连不易剥脱。

[问题]

12. 该起食物中毒的中毒食品是什么？并阐述其理由。

13. 你认为哪一种食品可能是最终带菌食品？又如何解释有一患者未食用盐水虾也发病这一现象？

经进一步现场卫生状况调查，表明：厨师发现虾烧焦，即用冷水冲洗，再浸泡在盐水中，使之味、色改善。盐水虾在加工过程中，一次烹调 30 余斤且未翻动，造成锅底部烧焦有枯焦味，而上部则又未烧熟煮透。熟食专间任何人可随意进出，专间内苍蝇乱飞，工具用具和容器生熟不分。并用浸泡过盐水虾的水再去浸泡白斩鸡。此外，该店当天又将隔夜的 10 余斤剩虾未经回锅加热烧透，也供应顾客。

熟食间内用具、容器均未严格消毒，并随意乱放。经环节采样24件，检出大肠菌类22件，检出副溶血性弧菌3件。

2012年10月5日那天外界环境中温度和湿度较高，而供应晚餐的100只什锦冷盆菜却已于下午1时全部配好，在熟食专间内放置长达5小时。

[问题]

14. 你认为该饭店主要存在哪些卫生问题？

15. 针对该店如何预防细菌性食物中毒？

16. 食物中毒的现场处理原则是什么？

该饭店引起的重大食物中毒事故，其特点是规模大，来势凶，病情严重，严重影响了顾客的身体健康。为此，区卫生防疫站根据《中华人民共和国食品卫生法》第三十七条第四、五款，作出责令该饭店部分品种停业改进和罚款3万元的行政处罚。

该饭店在这次食物中毒事故中，经济损失共7万多元。

[问题]

17. 这次食物中毒的特点与哪些因素有关？

18. 如何从本事故中吸取教训？

实验五　职业病案例讨论

一、实验目的

通过案例讨论掌握职业病的诊断原则、方法及其预防措施。

二、实验内容（案例）

[案例]

某县一皮鞋厂女工俞某，女，21岁，因月经过多，于2013年4月17日至卫生院门诊，诊治无效。4月19日到县中心医院就诊，遵医生嘱咐于4月21日又去该院血液病门诊就医，因出血不止，收入院治疗。骨髓检查诊断为再生障碍性贫血。5月8日因大出血死亡。住院期间，曾有一位医师怀疑该病员的疾病与职业病有关。但未进一步确诊。

[问题]

1. 引起再生障碍性贫血的最常见毒物是什么？哪些工种的工人接触该毒物？

2. 为什么怀疑该病员疾病与职业有关？应采取哪些步骤证实这种关系？该医师为什么不采取这些步骤进行病因学诊断？

5月9日举行追悼会，与会同车间工人联想到自己也有类似现象。其中两名女工于5月10日至县中心医院就诊，分别诊断为上消化道出血和白血病（以后也均诊断为再生障碍性贫血）。未考虑职业危害因素。

[问题]

3. 如果你在一个月内连收3名来自同一小厂的再生障碍性贫血病例，你有何想法？如是何证实你的想法？

4. 该院医师为什么未考虑职业危害因素？推测其后果如何？

上述两位病员住院后，医师告诉家属病难治好，至此车间工人惶惶不安。

乡党委和工厂领导重视此事，组织全体工人去乡卫生院检查身体，发现周围血白细胞数减少者较多。乡卫生院即向县卫生监督所报告。

[问题]

5. 试述职工卫生工作中三级预防的范畴。组织工人体检属哪一级预防？

6. 乡卫生院向县卫生监督所报告的意义是什么？

此后，县卫生监督所向市卫生监督所报告。由市卫生监督所开展调查研究。结果发现：

该厂制帮车间生产过程为：鞋帮坯料→用胶水粘合→缝制→制成鞋帮。

制帮车间面积 $56m^2$，高 3m，冬季门窗紧闭。制帮用红胶含纯苯 91.2%。每日消耗苯 9kg 以上，均蒸发在此车间内。用甲苯模拟生产过程，测车间中甲苯空气浓度为卫生标准（$100mg/m^3$）的 36 倍。而苯比甲苯更易挥发，其卫生标准比甲苯低 2.5 倍，为 $40mg/m^3$，故可推测生产时，苯的浓度可能更高。

经体检确诊为苯中毒者共 18 例，其中包括生前未诊断苯中毒的死亡者一例。制帮车间 14 例，其中重度慢性苯中毒者 7 例。病例分析如下（表5-1）。

表5-1　某皮鞋厂慢性苯中毒患病率分布

	全厂			制帮车间			配底及其他部门		
	男工	女工	合计	男工	女工	合计	男工	女工	合计
总人数	37	37	74	6	15	21	31	22	53
慢性苯中毒人数	8	10	18	5	9	14	3	1	4
重度慢性苯中毒人数	2	5	7	2	5	7	0	0	0

[问题]

7. 简述慢性苯中毒的主要临床表现。

8. 完成实习表5-1的统计分析。

9. 如何衡量该事件的严重程度？

10. 欲了解发生此事件中医疗卫生方面的问题，还需作哪些调查？

对该厂的职业卫生与职业医学服务情况调查结果如下：

该厂于 1998 年 4 月投产。投产前未向卫生监督所申报，所以未获必要的卫生监督合格证。接触苯作业工人均未获就业前体格检查。

对该厂无职业的卫生宣传教育。全厂干部和工人几乎都不知道粘合用的胶水有毒。全部中毒者均有苯中毒的神经系统症状。但仅 7 人在中毒死亡事故发生之前就诊，其余11人（占61.1%）直至事故发生后由该厂组织体检时才就医，致使发生症状至就诊的间隔时间平均长达半年左右［0.68（±0.70）年］。

对该厂接触苯作业工人无定期体检制度。上述7名在事故发生前即因苯中毒症状就诊者，平均就诊2.14（±0.69）次。分别被诊断为贫血、再生障碍性贫血、白血病，或无诊断而只给对症处理药物。

事故发生后由职业病防治机构对全厂职工普遍进行体格检查，治疗中毒患者，并进行随访。

[问题]

11. 指出造成此重大事故的主要原因。

12. 如何防止再发生这类严重事故？

实验六 社区问卷调查

一、目的要求

1. 通过社区问卷调查，了解社区调查的工作内容、要求、方法。
2. 掌握社区问卷调查的基本技巧，熟悉社区问卷调查的基本原则。
3. 培养学生在社区工作的能力，处理和解决问题的方法。

二、时间安排

4 学时。

三、内容与方法

(一) 问卷的类型

1. 非结构型问卷 常用于深入的访问调查或样本较小、问题没有固定答案的场合。

2. 结构型问卷 有两种基本的类型。一种是以图形为指示回答的问卷，其适合知识水平较低、不识字成人或儿童等，可以测验具体的行为、态度或价值观。另一种是用文字来指示回答的问卷，有封闭型和开放型两种形式，结构型问卷都有一定的答案。

(1) 封闭式问卷：此种形式只有固定的答案，多用于因果关系的研究。提问同时，提供两个以上的备案答案，要求回答者按要求从中选择适合自己的答案。提供的备选答案应遵循独立原则和穷尽原则，前者是指各答案之间的概念上、内容上应没有交叉，以防止应答混淆，后者是指备选答案要包括回答者所有可能的回答。在一般提供的答案中，大部分（至少80%）回答者能找到自己的答案，可提供一个补充答案"其他"，以使小部分回答者有答案可选。如"您认为生活中哪些行为对健康有害?"①吸烟；②酗酒；③饮食不当；④缺乏体育锻炼；⑤其他：＿＿＿＿＿"。大部分回答者应在①～④答案之间选择回答，同时小部分回答者可能选择⑤应答。

（2）开放式问卷：此种形式则无固定的答案，指那些有提问，而没有提供备选答案、被调查者可自由回答的问题，多用于探索性研究。如"您认为生活中哪些行为有害健康？"，该问题只有提问，没答案，因而属开放式问卷。

开放式问卷在适用范围和统计分析等方面存在缺陷，因此目前的问卷调查多以封闭式问卷为主。但在不知道问题答案、答案过多、要深入了解某一问题或者要发现新线索或预调查时，可用开放开式问卷。

（二）问卷的内容

要想设计出的问卷完整而不出偏差，就必须建立清楚的概念，问卷的基本内容可以分为三大类。

1. 基本资料　是调查所必需的相关资料，如年龄、性别、职业、文化程度等。

2. 行为方面　如求医行为、健康行为等，可问"你在什么情况下才去看病？去过几次大医院、小诊所？"、"你是否吸烟？"

3. 态度方面　如对社区保健服务的满意程序和看法，可问"你是否喜欢到社区医生的诊所去看病？"通常态度问题包括两种含义，一种为意见方面，如建议、信仰、情感倾向、动机等，意见往往是表面的、暂时的、容易改变的认识。另一种为价值观或人格特质方面，如道德观念、健康信念模式等。价值观往往是深层的、持久的、较难改变的认识。例如"你对目前社区医院挂号方式满意吗？"即是一种意见；而态度问题，往往需设一组问题，如家庭功能评估问卷来测量家庭功能，即是以整个问题组的总分来表示稳定持久的观念，并且可进行相关分析，即把事实问题与态度联系在一起。

（三）问卷的结构和形式

受测者的态度对问卷结果影响很大。而受测者的态度决定于对问卷的兴趣、交往方式、问卷顺序安排是否合理、难易程度是否恰当等因素。

1. 问卷的顺序

（1）时间顺序，以有利于受测者进行回忆或有利于完成问卷为准。

（2）内容顺序，一般问题放在前面，特殊的或专门的问题放在后面；容易回答的放在前面，不易回答的放在后面；同性质的问题放在同一栏目内。

（3）类别顺序：按基本资料、行为资料、态度资料顺利排列。

2. 问卷的形式　一般来说，问卷的长短控制在 30 分钟内回答最理想，在短则无法把问题弄清楚，过长则受测试者会不耐烦。问卷的形式最好多样化，避免千篇一律。既有不需思考的客观事实记录，又有需思考的主观意愿记录。

（四）问卷设计的基本要求

设计问卷时应先解决以下五个问题：①决定收集资料的方法，如询问、邮寄、观察等。②决定接触受测者的方法，如说明研究目的、资料保密、不署名等。③问题的顺序性与连贯性。④决定变项。⑤决定是封闭型还是开放型。

1. 问卷的语法要求　①语言应浅显易懂，不应超出受测者的知识和能力，语义应直接而明白，以免引起误解或争论；②语句简短、单一，避免过多使用复合句；③使用清楚、明白的词汇，避免使用一般人难以理解的术语；④一个条目或一句话仅表达一种含义，避免多重含义相互干扰；⑤描述的范围要明确；⑥不要用假设或猜测的语句。例如，如果你得了艾滋病等。这不仅无法得到原始的资料，而且会产生抵触情绪。

2. 问卷的情绪性问题　要避免受测者因情绪问题而做出不真实的回答。①避免用主观或情绪化的问句；②避免用诱导和暗示性的问句；③避免询问不受欢迎的、难以回答的或涉及隐私的问题，如性行为、婚外恋、同性恋、吸毒、犯罪意识、反社会人格、考试作弊等。如果必须涉及这些问题，应避免直接询问，而用第三者或旁观者的身份作间接询问。例如，你对他人的婚外恋行为有何看法？

（五）问卷答案的格式

答案格式的设计应考虑被调查者是否能方便的回答。开放式问题不需要列出答案，在设计时只需在问题下面留够空白即可。封闭问题要提供多个备选答案，且答案格式设计较为复杂。常用的答案格式有以下几种。

1. 填空式　此种格式常用于一些事实性的又能定量的问题，或在封闭问题中作为补充答案，以便少数回答者能够可选的答案。例如："您家共同生活的人有多少人？"通常填空式回答只要求填写数字，如要填写文字则要尽量简明扼要，尽量减少被调查者的不必要回答。

2. 二项式选择　在问题陈述后提供的答案只有"是"和"否"或"有"和"无"等两个答案，此种答案格式称为二项式。例如："您最近两周生过病吗？①是；②否。"

3. 选择式　此种格式与二项选择式类似，不同的是答案数目超过两个，除了一头一尾两个极端答案外，不定期有一些中间答案或过渡答案，被调查者只能从中选择适合自己的答案，该格式在问卷设计中应用最广。对于连续性变量采用单项选择时，答案数量一般以 5~7 个为宜。例如："近一年，您对自己的生活总体上感到满意吗？①极不满意；②不满意；③一般；④满意；⑤极满意。"选择式可分为单式和多选式，单选式要求回答者只能从备选答案中选择一个适合自己实际情况的答案，多选式回答者可以从提供的答案中选择一个或多个答案。

（六）设计出应用访谈对开展社区计划生育工作质量调查的问卷

问卷的主要内容和要求

（1）问卷首页与开场白的设计。

（2）年龄、婚姻情况。

（3）生育、怀孕、死产、流产、滞产和婴儿死亡。

（4）避孕情况。

（5）妇幼保健和哺乳。

（6）一般问题。

（7）敏感问题。

（8）根据问卷设计要求注意问卷的重点、难点。

（七）社区保健工作情况调查

社区保健现状调查包括听取社区保健工作情况介绍，参观社区保健机构现场，进行社区保健状况调查（表6-1）。

表 6-1 社区保健状况调查表

1. 社区保健机构

乡（镇）卫生院___人员数，___村卫生所（室）___人员数

区街道卫生院___人员数，___保健站___人员数

2. 社区保健内容（用"√"作记号）

保健工作内容	已做到	部分做到	未做到
（1）保健教育			
（2）改善食品供应和合理营养			
（3）供应安全饮用水和改而设施			
（4）开展妇幼保健			
（5）提供计划免疫			
（6）地方病的防治			
（7）常见病及外伤的恰当处理			
（8）提供基本药物			
（9）社区儿童保健			
（10）社区妇女保健			
（11）社区老年保健			
（12）社区口腔保健			
（13）社区精神保健			
（14）社区康复保健			

3. 社区保健的实施情况（用"√"做记号）

实际情况	已做到	部分做到	未做到
（1）各级领导重视、部门协调行动			
（2）基础背景资料的调查研究			
（3）医院内外服务结合			
（4）社会参与			
（5）以点带面全面开展			
（6）建立和健全基层机构			
（7）有规范、有检查与评估			

调查人： 日期： 年 月 日

（八）社区保健本底调查

表 6-2 社区保健本底调查表（家庭表）

（一）基本情况

户主姓名：_____ 住址：_____ 区（乡镇）_____ 街（村）

1. 全家人口：_____ 人

2. 常住人口中 60 岁以上人数：_____ 人

3. 家中自来水使用情况：

（1）独用 （2）公用 （3）无

4. 人均居住（使用）面积：_____ 平方米

（二）群体健康状况

1. 家中有白内障患者：_____ 人

2. 高血压患者：_____ 人

3. 高血压患者接受治疗或指导：_____ 人

4. 糖尿病患者：_____ 人

5. 糖尿病患者接受治疗或指导：_____ 人

6. 精神病患者：_____ 人

7. 精神病患者接受治疗或指导：_____ 人

（三）群体健康行为

1. 家中设有保健药箱： （1）是 （2）否

2. 家中使用消毒碗柜： （1）是 （2）否

3. 家中有健康教育书刊： （1）是 （2）否

4. 60 岁以上老人一年来参加老人保健指导次数：

5. 住房环境卫生： （1）好 （2）中 （3）差

6. 家庭通风情况： （1）好 （2）中 （3）差

7. 家居清洁整齐： （1）好 （2）中 （3）差

8. 家中蚊蝇情况： （1）好 （2）中 （3）差

9. 家中无除四害设施： （1）有 （2）无

10. 灶具、碗筷干净： （1）是 （2）否

11. 厨房有排烟设备： （1）是 （2）否

12. 一人一牙刷： （1）是 （2）否

13. 一人一口盅： （1）是 （2）否

14. 一人二毛巾： （1）是 （2）否

15. 厕所使用情况：

（1）公厕 （2）户厕 （3）马桶 （4）排入下水道 （5）其他

表 6-3　社区保健本底调查表（个人表）

（一）基本情况

姓名：_____ 住址：_____ 市（县）_____ 街道（乡）_____ 居民区（村）_____ 组

1. 性别：（1）男　　　　（2）女

2. 年龄：　周岁

3. 民族：

（1）汉族　　（2）回族　　（3）满族　　（4）壮族　　（5）其他

4. 职业：

（1）农民　　（2）工人　　（3）干部　　（4）医务人员　　（5）教师

（6）商人，个体户　　（7）学生　　（8）职员　　（9）家务事　　（10）其他

5. 文化程度：

（1）大学　　（2）高中　　（3）初中　　（4）小学　　（5）文盲

6. 婚姻：

（1）未婚　　（2）已婚　　（3）离婚　　（4）丧偶　　（5）分居　　（6）其他

7. 居住年限：

（1）5 年以下　　（2）5 至 9 年　　（3）10 至 19 年　　（4）20 年以上

（二）医疗费用负担形式

（1）公费　　（2）劳保　　（3）自费　　（4）医疗保险　　（5）其他

（三）个人健康（本人是否患以下疾病）

1. 白内障　　　　　（1）是　　　　（2）否

2. 高血压　　　　　（1）是　　　　（2）否

3. 心脏病　　　　　（1）是　　　　（2）否

4. 脑血管病　　　　（1）是　　　　（2）否

5. 恶性肿瘤　　　　（1）是　　　　（2）否

6. 病毒性肝炎　　　（1）是　　　　（2）否

7. 肺结核　　　　　（1）是　　　　（2）否

8. 糖尿病　　　　　（1）是　　　　（2）否

9. 精神病　　　　　（1）是　　　　（2）否

10. 消化道溃疡　　　（1）是　　　　（2）否

11. 其他　　　　　　（1）是　　　　（2）否

（四）个人健康行为

1. 坚持体育锻炼：

（1）经常或至少每周 3 次　　（2）偶尔　　（3）无

2. 吸烟：

（1）经常　　（2）偶尔　　（3）无　　（4）已戒

续表

（四）个人健康行为

3. 吸烟者平均每天吸　　支

4. 喝酒：

（1）经常或至少每周3次　（2）偶尔　（3）无　（4）已戒

5. 喝酒者平均每月喝：

　　白酒　　　　斤/月

　　葡萄酒　　　斤/月

　　啤酒　　　　斤/月

6. 吃菜喜欢：　（1）咸　　（2）一般　　（3）淡

7. 刷牙情况：

（1）至少早晚各一次　（2）每天一次　（3）偶尔　（4）无

8. 公共场所不吸烟：（1）是　　（2）否

9. 不随地吐痰：　（1）是　　（2）否

10. 定期体检（至少每年一次）：（1）是　　（2）否

（五）卫生服务需求

1. 看病常去的门诊是：

（1）单位诊所　（2）卫生院　（3）区医院　（4）市医院　（5）省、部医院　（6）个体行医者

2. 住院的医院是：

（1）卫生院　（2）区医院　（3）市医院　（4）省、部医院

3. 是否有因病需住院而未住院：

（1）是　　　（2）否

4. 因病未住院的原因：

（1）无病床　（2）经济困难　（3）病情轻　（4）工作忙　（5）本人不愿意

5. 您对社区卫生保健工作有何要求：（请列出）

一、目 的 要 求

家庭是人类生活中最基本、最重要的一种社会组织，是社会系统中的细胞，其健康与否直接关系每个人和社会的存在、发展与进步。社区保健强调家庭作为社会基本单位，对其成员兼有预防、矫治和照顾健康问题的责任。因此，应该给社区的每个家庭建立健康档案，为家庭的健康状况及其影响因素评价提供基础资料。

对病人及其家庭调查细致全面，描述尽量客观、真实，分析力求深入准确，提出的建议切合实际，可操作性强。

二、时 间 安 排

4 学时。

三、步 　 骤

家庭描述

1. 家庭的基本情况　家庭健康档案的建立。

（1）住宅的特征：种类、居住面积、朝向、家庭人口、个案病人居住情况、温度及光线、住宅图示。

（2）居住环境描述：位置，附近空气、噪声、拥护情况，周围购物、文化设施、医院情况，对医疗资源的利用情况。

2. 家庭结构（外在结构与内在结构）

（1）家系图。

（2）家庭人口组成：了解家庭各成员关系、姓名、年龄、文化程度、职业及存在健康问题，并填入表7-1。

表7-1　家庭人口组成

关系	姓名	性别	年龄	文化程度	职业	健康问题

3. 家庭成员健康问题记录　见表7-2和表7-3。

表7-2　家庭成员疾病和住院记录

日期	姓名	近一年患过何种急慢性传染病（肝炎、结核病等）	患过何种非传染性疾病（心脑血管疾病、肿瘤等）	住院记录			
				住院日期	天数	何种疾病	做何手术

表7-3　家庭成员性格、心理、卫生行为习惯

姓名	日期	性格、心理		刷牙		饭前便后洗手	不随地吐痰	不乱扔脏物	按时作息	体育锻炼	偏食	每日食盐量（克）

吸烟				饮酒				甜食	食肥肉	食瘦肉	特殊情况记录
不吸	支/日	吸烟龄（年）	是否愿戒烟	不饮	白酒	黄酒	啤酒				

实验八　老年健康评估

一、目 的 要 求

通过实习了解老年人的生理、心理特点：主要是健康问题的健康评价，为学习老年人的保健措施打好基础。初步掌握老年人的健康调查方法。

二、时 间 安 排

2 学时。

三、内 容 与 方 法

在指导教师的带领下，通过翻阅社区健康档案，确定调查对象，阅读、熟悉健康档案，以对病人有一个全面了解，并对健康评估表（表 8-1）的内容有一定的认识，要求每两人为一调查小组，每一组应带好调查表所要求的检查仪器、调查表格，并熟悉临床检查的基本要求。调查结束后对被调查对象的健康状况进行评估。

表 8-1　社区老人健康评估

评估日期：_____ 调查者：_____ 资料提供人/关系：_____ 健康档案/家庭护理病历号：_____。

姓名：_____ 性别：_____ 年龄：_____ 民族：_____ 宗教：_____ 电话号码：_____

一、一般情况（在选定项序号后的横线上划"√"）

1. 婚姻状况：（1）独身___ 、（2）已婚法___ 、（3）再婚___ 、（4）丧偶___ 、（5）其他___ 。

2. 居住类型：（1）独身___ 、（2）同配偶一起___ 、（3）和子女一起___ 、（4）配偶、子女一起___ 、（5）其他（注明）___ 。

3. 住房类型：（1）楼房（楼层）___ 、（2）电梯：①有___ 、②无___ 、（3）平房___ 、（4）其他___ 。

4. 居住环境：（1）采光及通风：①好___ 、②一般___ 、③差___ ；（2）人均面积：___ m²；（3）宠物：①猫狗___ 、②鸟___ 、③其他___ 。

5. 室内温度：(1) 冬季取暖设备：①暖气＿＿、②空调＿＿、③煤炉＿＿；④其他＿＿；(2) 夏季降温设备：①空调＿＿、②电扇＿＿、③其他＿＿。

6. 卫生间：(1) 居室内：①坐厕＿＿、②蹲厕＿＿；(2) 公共厕所＿＿；(3) 其他＿＿。

7. 主要生活来源：(1) 离退休金＿＿、(2) 儿女＿＿、(3) 救济金＿＿、(4) 储蓄＿＿、(5) 其他亲属＿＿。

8. 医疗费支付方式：(1) 自费＿＿、(2) 半自费＿＿、(3) 劳保＿＿、(4) 公费＿＿、(5) 社会保险＿＿。

9. 参加的社会活动类型：(1) 公园＿＿、(2) 老年活动站＿＿、(3) 老年大学＿＿、(4) 其他（注明）＿＿。

二、健康状况（对有问题者有序号后的横线上划"√"）

1. 一般情况：(1) 身高＿＿cm，(2) 体重＿＿kg，(3) 体质指数＿＿，(4) 腰围/臀围＿＿，(5) 体温＿＿℃，(6) 脉搏＿＿次/分，(7) 呼吸＿＿次/分，(8) 血压＿＿mmHg。

2. 皮肤：(1) 潮湿＿＿、(2) 干燥＿＿、(3) 出疹＿＿、(4) 指/趾甲问题＿＿、(5) 瘙痒＿＿、(6) 发炎/红肿/溃疡：部分＿＿、(7) 黄染＿＿。

3. 头/颈部：(1) 头痛＿＿、(2) 眩晕＿＿、(3) 强直＿＿、(4) 压痛＿＿、(5) 肿块＿＿、(6) 活动受限＿＿。

4. 眼/视力：(1) 疼痛＿＿、(2) 溢泪＿＿、(3) 发痒＿＿、(4) 水肿＿＿、(5) 视力减退＿＿、(6) 使用助视器：老花镜＿＿、近视镜＿＿。

5. 耳/听力：(1) 听力下降＿＿、(2) 使用助听器＿＿、(3) 异常分泌物＿＿、(4) 耳鸣＿＿、(5) 眩晕＿＿。

6. 鼻部：(1) 流涕＿＿、(2) 异常分泌物＿＿、(3) 鼻出血＿＿、(4) 疼痛＿＿、(5) 嗅觉异常＿＿、(6) 鼻塞＿＿。

7. 口/咽喉：(1) 疼痛＿＿、(2) 溃疡＿＿、(3) 嘶哑＿＿、(4) 吞咽困难＿＿、(5) 牙龈出血＿＿、(6) 味觉迟钝＿＿、(7) 龋齿＿＿、(8) 义齿＿＿、(9) 打鼾＿＿。

8. 呼吸系统：(1) 咳嗽＿＿、(2) 呼吸困难＿＿、(3) 咯血＿＿、(4) 咳痰＿＿、(5) 心悸＿＿。

9. 循环系统：(1) 心前区疼痛＿＿、(2) 胸闷、憋气＿＿、(3) 心律不齐＿＿、(4) 发绀＿＿、(5) 心悸＿＿。

10. 消化系统：(1) 食欲不振＿＿、(2) 恶心/呕吐/呕血＿＿、(3) 鼻/口饲＿＿、(4) 腹胀腹痛＿＿、(5) 便秘＿＿、(6) 便血＿＿、(7) 腹泻＿＿。

11. 泌尿系统：(1) 排尿出血＿＿、(2) 尿潴留＿＿、(3) 小便浑浊/疼痛＿＿、(4) 尿失禁＿＿、(5) 血尿＿＿、(6) 尿频＿＿、(7) 多尿＿＿、(8) 夜尿多＿＿、(9) 尿急＿＿。

12. 血液系统：(1) 异常出血＿＿、(2) 淋巴腺肿大＿＿、(3) 贫血＿＿。

13. 生殖系统：(1) 分泌物异常＿＿、(2) 疼痛/瘙痒＿＿、(3) 男：前列腺增生/睾丸肿痛＿＿、(4) 女：性交疼痛/下腹痛＿＿、(5) 性生活困难＿＿。

续表

14. 神经系统：（1）痴呆＿＿、（2）偏瘫＿＿、（3）四肢/局部麻痹＿＿、（4）震颤/痉挛＿＿、（5）感觉异常＿＿、（6）协调障碍＿＿、（7）记忆障碍＿＿。

15. 运动系统：（1）活动减少＿＿、（2）步态不稳/常跌倒＿＿、（3）关节强硬＿＿、（4）坐姿失衡＿＿、（5）肢体震颤＿＿、（6）使用助行器＿＿。

三、慢性病情况（对已确诊病号序号后的横线上划"√"）

1. 高血压＿＿、2. 糖尿病＿＿、3. 心血管疾病＿＿、4. 脑卒中＿＿、5. 恶性肿瘤＿＿、6. 哮喘/慢阻肺＿＿、7. 结核＿＿、8. 骨折/脱臼＿＿、9. 关节炎/神经病＿＿、10. 慢性腰痛＿＿、11. 白内障/青光眼＿＿、12. 肝脏疾病＿＿、13. 消化系统溃疡病＿＿、14. 肾脏疾病＿＿、15. 其他＿＿。

四、心理评估（对有问题者在序号后的横线上划"√"）

1. 记忆功能：

（1）今天几日＿＿、（2）今天星期几＿＿、（3）您出生日期＿＿、（4）讲出现处地址＿＿、（5）现在国家主席是谁＿＿、（6）中秋节是哪是一天＿＿。

2. 认知功能：（1）意识状况：①清醒＿＿、②嗜睡＿＿、③模糊＿＿、④浅昏迷＿＿、⑤深昏迷＿＿。

（2）情绪表现：①平静＿＿、②不安＿＿、③急躁＿＿、④激动＿＿、⑤忧虑＿＿、⑥冷漠＿＿、

（3）决断与认知：①独立，合理一贯性＿＿、②需他人提示或指引＿＿、③不能做任何决定＿＿。

五、日常生活能力（ADL，分数越高，越说明有处理能力）（用"√"做记号）

自理（10）　　需要帮助（5）　　全靠他人（0）

	自理(10)	需要帮助(5)	全靠他人(0)
1. 穿衣：包括扣纽扣、拉链及穿鞋	10	5	0
2. 进食	10	5	0
3. 仪表：洗脸、梳头、剃须	10	5	0
4. 如厕	10	5	0
5. 沐浴	10	5	0
6. 变换坐位及卧位	10	5	0
7. 走动（可用助行器）	10	5	0
8. 上楼梯	10	5	0
9. 排尿控制	10	5	0
10. 排便控制	10	5	0

总分：＿＿＿＿（评分标准：好＝100～90分、一般＝85～40分、差≤35分）

六、自我护理能力（在选择的项目序号后的横线上划"√"，每一条的项目序号表示分数，越低越说明能力强）

1. 使用电话：（1）能自己打电话＿＿＿、（2）能拨熟悉的电话＿＿＿、（3）能接但不能打电话＿＿＿、（4）不能使用电话＿＿＿。

2. 购物：（1）能购买所需之物＿＿＿、（2）能独立买小东西＿＿＿、（3）购物时需陪伴＿＿＿、（4）不能自行购物＿＿＿。

续表

3. 食物准备：（1）能独立烹调＿＿＿＿、（2）有原料则能烹调＿＿＿＿、（3）对已做熟的食物能加热＿＿＿＿、（4）需要别人提供食物＿＿＿＿。

4. 家务料理：（1）能独自完成全部家务＿＿＿＿、（2）完成较轻的家务＿＿＿＿、（3）完成部分较轻的家务＿＿＿＿、（4）所有家务均需帮助＿＿＿＿。

5. 洗衣：（1）能洗自己所有衣物＿＿＿＿、（2）能洗小衣物，如短袜、长袜等＿＿＿＿、（3）不能洗衣＿＿＿＿。

6. 交通方式：（1）能独自使用交通工具＿＿＿＿、（2）在别人帮助下能乘出租车或公共汽车＿＿＿＿、（3）不能出外旅行＿＿＿＿。

7. 服药能力：（1）能主动准确服药＿＿＿＿、（2）能服用事先准备好的药物＿＿＿＿、（3）不能正确服药＿＿＿＿。

8. 经济理财：（1）能自行理财＿＿＿＿、（2）能计划日常购物，储蓄及消费时需要帮助＿＿＿＿、（3）不能自行理财＿＿＿＿。

总分：＿＿＿＿　（评分标准：好＝8分、一般＝10～19分、差≥20分）

附：老年人健康需求调查

（一）目的

了解老年人的健康状况，如多发病、常见病的发病率等；调查老年人的健康需求，如心理需求、医疗需求、保健需求、康复设备需求、经济支持等。

（二）对象

社区老年人；敬老院或老年公寓等处老年人。

（三）方法和内容

1. 联系有关机构和对象

2. 调查内容

（1）被调查者编号：＿＿＿＿＿＿。

（2）性别：＿＿＿＿＿＿。

（3）年龄：＿＿＿＿＿＿。

（4）住址：＿＿＿＿＿＿。

笔记栏

（5）调查时有无患病_____，有_____病，多长时间：_____。

（6）近一个月内有无患病，是否住过院_____，有_____病，多长时间_____。

（7）近一年内有无患病，是否住过院_____，有_____病，多长时间_____。

（8）患病是否得到及时治疗_____，效果_____，有无后遗症_____，什么后遗症_____。

（9）经济能否承受_____，不能承受的原因是：_____。

（10）是否需康复设备_____，能否满足_____（能、基本能、不能）。

（11）有无自我保健措施_____，如何自我保健：_____。

（12）还有何医疗需求_____。

（13）有何心理需求_____。

（14）有何保健需求_____。

（15）对自己健康的满意度_____。

（16）健康需求能得到满意吗_____（能、基本能、不能）。

根据调查的结果，你认为应如何让老年人满意，增进老年人的健康水平？

一、目　　的

初步认识 SPSS，了解 SPSS 的常用菜单。

二、实 验 要 求

了解 SPSS 的主要功能；熟悉 SPSS 的常用菜单。

三、实 验 内 容

（一）统计软件简介

SPSS 是软件英文名称的首字母缩写，原意为 Statistical Package for the Social Sciences，即"社会科学统计软件包"。但是随着 SPSS 产品服务领域的扩大和服务深度的增加，SPSS 公司已于 2000 年正式将英文全称更改为 Statistical Product and Service Solutions，意为"统计产品与服务解决方案"，标志着 SPSS 的战略方向正在做出重大调整。

SPSS 现在的最新版本为 17.0，它是世界上最早的统计分析软件，由美国斯坦福大学的三位研究生于 20 世纪 60 年代末研制，同时成立了 SPSS 公司，并于 1975 年在芝加哥组建了 SPSS 总部。1984 年 SPSS 总部首先推出了世界第一个统计分析软件微机版本 SPSS/PC+，开创了 SPSS 微机系列产品的开发方向，极大地扩充了它的应用范围，并使其能很快地应用于自然科学、技术科学、社会科学的各个领域，世界上许多有影响的报刊、杂志纷纷就 SPSS 的自动统计绘图、数据的深入分析、使用方便、功能齐全等方面给予了高度的评价与称赞。迄今，SPSS 软件已有 30 余年的成长历史。全球约有 25 万家产品用户，广泛分布于通信、医疗、银行、证券、保险、制造、商业、市场研究、科研教育等多个领域和行业，SPSS 软件是世界上应用最广泛的专业统计软件。在国际学术界有条不成文的规定，即在国际学术交流中，凡是用 SPSS 软件完成的计算和统计分析，可以不必说明算法，由此可见其影响之大和信誉之高。SPSS 是世界上最早采用图形菜单驱动界面的统计软件，其最突出的特点就是操作界面极为友好，输出结果美观漂亮。SPSS 将几乎所有的功能都以统一、规范的界面展现出来，使用 Windows 的窗口方式展示各种管理和分析数据方法的功能，对话框展示出各种功能选择项。用户只要掌握一定的 Windows 操作技能，精通统计分析原理，就可以使用该软件为特定的科研工作服务，是非专业统计人员的首选统计软件。在众多用户对国际常用统计软件 SAS、BMDP、GLIM、GEN-STAT、EPILOG、MiniTab 的总体印象分的统计中，其诸项功能均获得最高分。SPSS 采用类似 EXCEL 表格的方式输入与管理数据，数据接口较为通用，能方便地从其他数据库中读入数据。其统计过程包括了常用的、较为成熟的统计过程，完全可以满足非统计专业人士的工作需要。输出结果十分美观，存储时则是专用的 .spo 格式，可以转存为 .html 格式和文本格式。对于熟悉老版本编程运行方式的用户，SPSS 还特别设计了语法生成窗口，用户只需在菜单中选好各个选项，然后按"粘贴"按钮就可以自动生成标准的 SPSS 程序，极大地方便了中、高级用户。

（二）常用菜单介绍

本实验教程以 SPSS13.0 为蓝本，以医学领域（主要是教科书）的相关资料为例子，简单、直观地介绍 SPSS 的基本使用方法，下面用表 9-1 介绍 SPSS 的主要功能菜单。

表 9-1　SPSS 菜单说明

菜单项	中文含义	包括的命令项
File	文件操作	新建 5 种窗口、文件的打开、保存、另存、读取数据库数据、ASCII 码数据、显示数据文件信息、打印等功能
Edit	文件编辑	撤销/恢复、剪切、复制、粘贴、消除查找及定义系统参数
View	窗口外观控制	状态栏、工具栏、表格线的显示或隐藏，字体设置、值标签/变量值显示切换

续表

菜单项	中文含义	包括的命令项
Data	数据文件建立与编辑	定义变量、日期、模板、插入变量、观测量、对观测量定位、排序，对数据文件拆分、合并，对观测量选择、加权、正交设计
Transform	数据转换	计算新变量、随机数种子设置、计数、重编码、自动重编码、排秩建立时间序列、重置缺失值
Analyze	统计分析	概况描述、自定义表格、均值比较、一般线性模型（方差分析）相关、回归、对数回归、聚类与判别、数据简化（因子、对应等）、标度、非参检验、时间序列、生存分析、多元响应、缺失值分析。
Graphs	统计图表的建立与编辑	统计图概览、交互作图方式及汇总所列的各种统计图的建立于编辑
Utilities	实用程序	变量列表、文件信息、定义域使用集合、自动到新观测量、运行稿本文件、菜单编辑器
Window	窗口控制	所有窗口最小化、激活窗口列表
Help	帮助	主题、培训、SPSS主页、语句指南、统计学指导、问我、关于本软件协议

实验十 数值变量资料的统计分析

一、目 的

认识统计资料的特点，掌握描述数值变量资料分布特征的指标的计算方法和应用条件。

二、实 验 内 容

1. 频数分布的两大特征：集中趋势和离散趋势。
2. 应用 SPSS 绘制频数分布表。
3. 利用 SPSS 计算两大趋势各种指标。

三、实 验 要 求

[例 10-1]

某校诊断学基础教研室研究健康成年女性体温正常值，随机抽取 102 名健康（非排卵期）女大学生测试其体温，测试午饭后休息一小时口腔温度（℃）的结果，具体数据如下，试编制频数分布表。

37.0	36.9	37.2	37.1	37.0	36.8	36.8	37.4	37.0	36.8
37.2	37.0	36.7	37.2	36.5	37.1	36.9	36.9	37.4	37.4
37.3	37.4	37.0	37.4	37.4	36.9	37.3	37.2	36.7	36.7
37.3	37.2	37.3	36.7	37.1	37.1	36.9	37.3	37.4	36.5
37.5	37.0	36.5	37.4	37.4	37.3	37.4	37.4	37.2	37.4
37.2	37.2	37.2	37.3	36.7	37.4	37.1	36.9	37.4	37.2
36.5	36.8	37.1	36.8	36.9	37.4	36.9	36.9	36.9	37.4
36.8	36.7	36.8	37.1	37.3	36.9	36.7	36.7	37.4	36.7
36.9	36.8	37.0	36.8	37.2	37.4	36.7	37.4	37.3	37.3
37.0	37.0	36.8	37.4	36.9	37.2	37.3	37.2	36.5	37.4
36.7	36.7								

1. 准备数据 激活变量窗口，定义体温的变量名为 T，然后输入体温的原始数据，结果如图 10-1 所示。

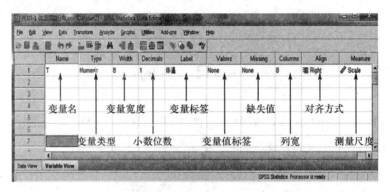

图 10-1 例 10-1Variable View 界面

注意事项如下。

（1）变量名（Name）原则

1）SPSS 变量的变量名由不多于 8 个字符组成。

2）首字符是字母，其后可为字母或数字或除 "?"、"!" 和 " * " 以外的字符。但应该注意，不能以下划线 "＿" 和圆点 "·" 作为变量名的最后一个字符。

3）变量名不能与 SPSS 保留字相同。SPSS 的保留字有：ALL、AND、BY、EQ、GE、LE、LT、NE、NOT、OR、TO、WITH。

4）系统不区分变量名中的大小写字符。例如：ABC 和 abc 被认为是同一个变量。

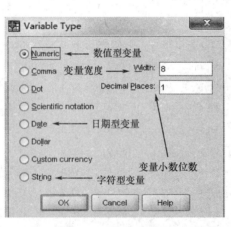

图 10-2 例 10-1 Variable Type 界面

（2）定义变量类型：定义变量类型对话框左半部分列有 8 种可供选择的变量类型，如图 10-2 所示。自上至下的变量类型为：Numeric 标准数值型，Comma 带逗点的数值型，Dot 逗点作小数点的数值型，Scientific Notation 科学记数法，Data 日期型，Dollar 带有美元符号的数值型，Custom Currency 自定义型，

String 字符型。

（3）变量标签（Variable Labels）：变量标签是对变量名附加的进一步说明。变量名只能由不超过 8 个字符组成。如果 8 个字符不足以表示变量含义，或变量比较多时，需要用变量标签对变量名的含义加以解释。在统计分析过程的输出中会在与变量名相对应的位置显示该变量的标签，有助于分析输出结果并得出结论。如果 SPSS 是运行在中文环境下，不熟悉英文的用户也可以给变量附加中文标签。

（4）数据录入方法：定义了变量就可以开始输入数据了，如图 10-3 所示。输入数据的操作方法是多种多样的，可以定义了一个变量就先输入这一个变量的值（纵向进行），也可以定义完所有变量后，按观测量来输入（横向进行），即输入完一个观测量的各变量值，再输入第二个观测量的各个变量的值。数据编辑器的二维表格中顶部标有定义的变量名，左侧标有观测量序号。一个变量名和一个观测量序号就指定了唯一的一个单元。

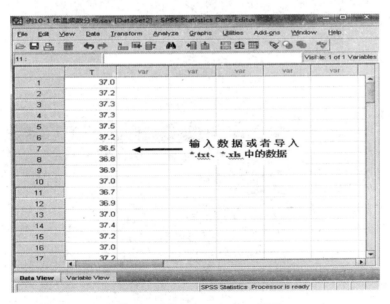

图 10-3 例 10-1 Data View 界面

2. 操作提示

（1）单击 Analyze→Descriptive Statistics→Frequencies，如图 10-4 所示。

（2）选择频数分组变量，如图 10-5 所示。

（3）Statistics……→选择相应的基本统计量——Continue，如图 10-6 所示。

笔 记 栏

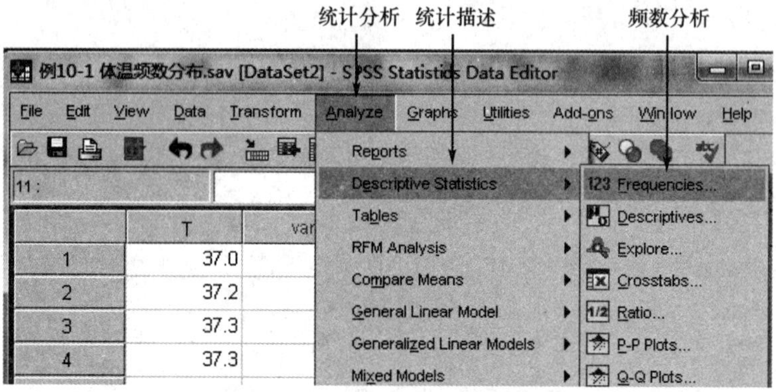

统计分析 统计描述 频数分析

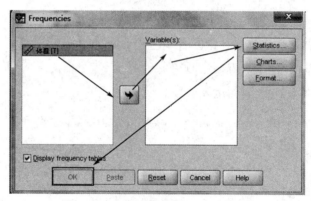

图 10-4 例 10-1 Frequencies…界面

图 10-5 例 10-1 Frequencies…界面

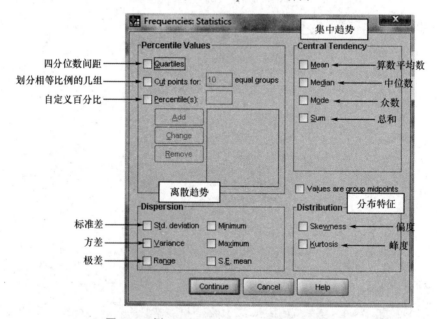

图 10-6 例 10-1 Frequencies_ Statistics 界面

（4）Charts…→Histograms→With Normal Curve Continue，如图10-7所示。

（5）单击 OK，完成统计分析。

3. 结果分析

（1）图 10-8 Statistics 为计算的统计量表，包括四分位数（Quartiles）、均数（Mean）、中位数（Median）、众数（Mode）、标准差（Std. Deviation）、方差（Variance）、全距（Range）、最小值（Minimum）、最大值（Maximum）、标准误（S. E. Mean）。

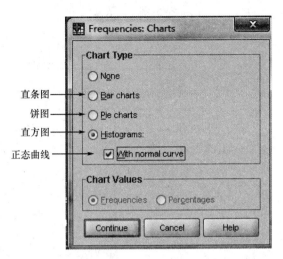

图 10-7　例 10-1 Frequencies_ Charts 界面

Statistics

体温

N	Valid	102
	Missing	0
Mean		37.066
Std. Error of Mean		.0272
Median		37.094a
Mode		37.4
Std. Deviation		.2745
Variance		.075
Skewness		-.312
Std. Error of Skewness		.239
Kurtosis		-1.043
Std. Error of Kurtosis		.474
Range		1.0
Minimum		36.5
Maximum		37.5
Sum		3780.7
Percentiles	25	36.839b
	50	37.094
	75	37.315

图 10-8　例 10-1 Statistics_ Output 界面

（2）图 10-9 为频数分布表，其中 Frequency 为频数，Percent 为各组频数占总例数的百分比，Valid percent 为各组频数占总例数的有效百分比、Cumulative Percent 为各组频数占总例数的累积百分比。

分组		频数	百分比	有效百分比	累积几百分比
			体温		
		Frequency	Percent	Valid Percent	Cumulative Percent
Valid	36.5	5	4.9	4.9	4.9
	36.7	11	10.8	10.8	15.7
	36.8	10	9.8	9.8	25.5
	36.9	13	12.7	12.7	38.2
	37.0	9	8.8	8.8	47.1
	37.1	7	6.9	6.9	53.9
	37.2	13	12.7	12.7	66.7
	37.3	12	11.8	11.8	78.4
	37.4	21	20.6	20.6	99.0
	37.5	1	1.0	1.0	100.0
	Total	102	100.0	100.0	

图 10-9　例 10-1 频数分布表

（3）图 10-10 为频数分布图（已经过编辑），是频数表产生的图形。图上曲线为理想正态分布曲线。由图形上看，可以认为该资料近似正态分布。

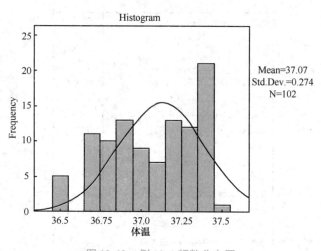

图 10-10　例 10-1 频数分布图

（4）注意事项如下。

1）保存数据文件。保存数据文件是把数据窗中的数据以文件形式保存到外部了存储介质中的操作。保存方式有两种，一种是直接保存为 SPSS for Window 数据文件；另一种是保存为其他格式的数据文件，以便其他软件可以使用。保存数据文件可以使用 File 菜单中的 Save 和 Save as 命令。要指定存储位置和文件类型。

SPSS（*.sav）：SPSS for Windows 建立的数据文件，扩展名为"*.sav"。

Viewer Document（*.spo）：保存输出窗中的内容形成的文件，扩展名为"*.spo"。

2）复制表格到 word 文档。如果你在撰写论文，分析的结果数据在输出表格中，要将表格复制到使用 Word 软件书写的论文中，可以直接利用剪贴板。方法有如下几种。

a. 单击表格，使其周围显示单实线，即选中表格。

b. 单击"复制（Copy）"图标钮，或者单击右键，选择"复制（Copy）"，将选中的表格复制到剪贴板中。注意 SPSS for Windows 的剪贴板与 Microsoft Office 的剪贴板是同一个剪贴板。

c. 在 word 中打开正在撰写的论文，将插入点光标移到要插入表格的位置，然后单击"粘贴（Paste）"图标钮，或单击右键，选择"粘贴（Paste）"。即完成了复制表格到 Word 文件中的工作，这种方式可以进一步编辑表格内容。但由于软件间的兼容问题，表格中的中文内容将会表现为乱码。也可以选择"复制对象（Copy Object）"，将选中的表格作为图片复制到剪贴板中，然后粘贴到 Word 文档中，这种方式不会出现乱码，但不能再编辑了。如果表格太宽，可以在复制之前先调整表格宽度，或隐藏不必要的数据列。

[**例 10-2**] 现有 139 例食物中毒患者，其潜伏期分布见表 10-1，求其中位数（图 10-11 ~ 图 10-15）。

表 10-1 139 例食物中毒患者潜伏期分布情况

潜伏期/h	0 ~	6 ~	12 ~	18 ~	24 ~	30 ~	36 ~	42 ~	合计
组中值/h	3	9	15	21	27	33	39	45	—
频数/例	15	49	35	30	5	4	0	1	139

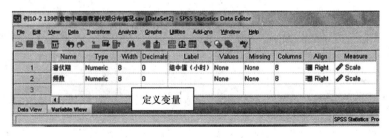

图 10-11 例 10-2 定义变量

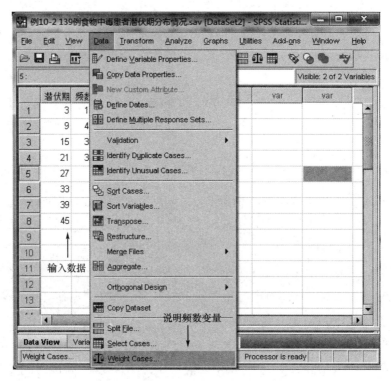

图 10-12　例 10-2 Weight Cases. . . 界面

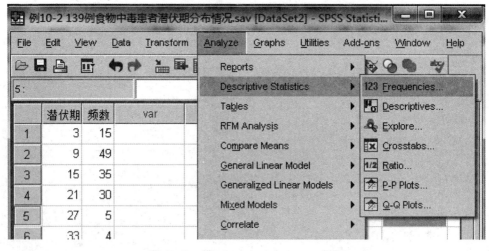

图 10-13　例 10-2 Frequencies. . . 界面

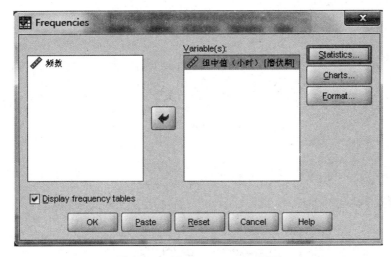

图 10-14　例 10-2 Statistics 界面

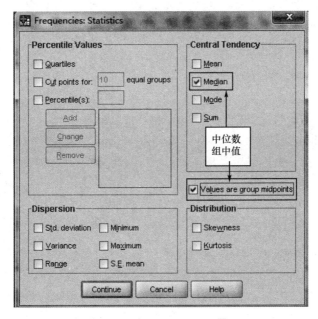

图 10-15　例 10-2 Output 界面

实验十一　t　检　验

一、目　的

掌握配对资料 t 检验和两个样本均数 t 检验的方法；熟悉样本均数与总体均数比较 t 检验。

二、试　验　内　容

1. 资料的分析及数据的录入。
2. 样本均数与已知总体均数的 t 检验。
3. 配对资料的 t 检验。
4. 两样本均数比较的 t 检验。

三、实　验　要　求

通过上机演示，熟悉利用 SPSS 统计软件进行两均数比较假设检验的方法；通过对给出资料的上机实际操作掌握数据文件的建立方法，掌握配对资料 t 检验和两个样本均数 t 检验的方法和结果解释；熟悉样本均数与总体均数比较 t 检验的方法。

四、实　验　资　料

（一）样本均数与总体均数的比较

[**例11-1**]　　正常人的脉搏平均为 72 次/分，现某护士测得 10 例某病患者的脉搏（次/分）分别为：54、67、68、78、70、66、67、70、65、69。试问此病患者的脉搏与正常人是否有显著性差异？

1. 准备数据　激活变量窗口，定义变量名为脉搏，数据输入后结果如图 11-1 所示。

2. 操作提示

（1）单击 Analyze 菜单选 Compare Means 中的 One-sample T Test…项（如图 11-1 所示）。

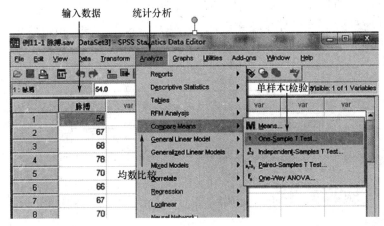

图 11-1　例 11-1 One-Sample T Test… 界面

（2）One-sample T Test 对话框（如图 11-2 所示）。从对话框左侧的变量列表中选择变量脉搏，点击▶钮使变量脉搏进入 Test Variables… 框；在检验值（Test value）框内输入 72。

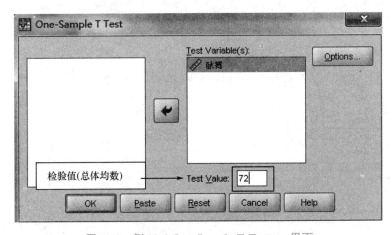

图 11-2　例 11-1 One-Sample T Test… 界面

笔 记 栏

（3）点击 OK 钮即完成分析。

3. 结果分析

结果显示（如图 11-3 所示）变量脉搏的样本例数、均数、标准差、标准误分别为 10、67.40、5.929、1.875。检验结果为：$t = 2.453$（注意在报告结果时，不应有负号，应取绝对值），$P = 0.037$，按 $\alpha = 0.05$ 的检验水准，差异有统计意义，即根据本资料可以认为该病患者的脉搏数与一般人不同，该病患者的脉搏数较低。另外从可信区间 95% CI（-8.84，-0.36）也可以得出相同结论。

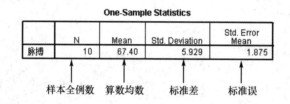

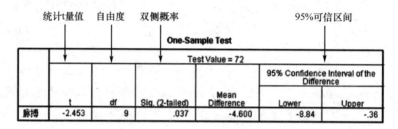

图 11-3　例 11-1 One-Sample Statistics and Output 界面

（二）配对数值变 t 资料的比较

[例 11-2]　患者手术前后舒张压变化情况，见表 11-1。

表 11-1　手术前后舒张压变化情况

患者编号	舒张压/kPa	
	手术前	手术后
1	16.0	12.0
2	12.0	13.3
3	14.6	10.6
4	13.3	12.0

续表

患者编号	舒张压/kPa	
	手术前	手术后
5	12.0	12.0
6	12.0	10.6
7	14.6	10.6
8	14.6	14.6
9	12.0	12.7
10	12.3	13.3

1. 准备数据　激活变量窗口，定义变量名，手术前和手术后两个变量，数据输入后结果如图 11-4 所示。

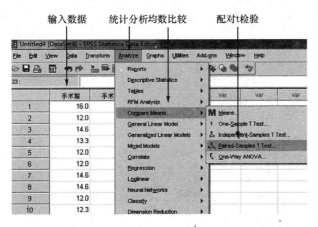

图 11-4　例 11-2 Paired-samples T Test... 界面

2. 操作提示

（1）单击 Analyze 菜单选 Compare Mean 中的 Paired-samples T Test... 项（如图 11-4 所示）。

（2）弹出 Paired-sample T Test 对话框（如图 11-5 所示）。从对话框左侧的变量列表中勾选手术前和手术后两个变量。点击▶钮使手术前、手术后两个变量进入 Paired Variable 框。

（3）点击 OK 钮即完成分析。

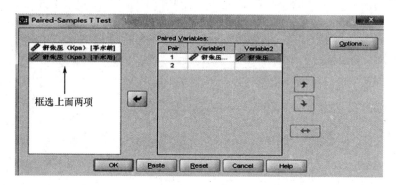

图11-5　例11-2 Paired-samples T Test... 界面

3. 结果分析　结果如图11-6所示。结果显示手术前和手术后两个变量两两相减的差值均数、标准差、标准误、95% 可信区间（95% CI）分别为1.17、2.14、0.68，95% 可信区间（95% CI）为-0.36，2.7。配对检验结果为：$t = 1.730$，$P = 0.118$，按 $\alpha = 0.05$ 的检验水准，差异无统计意义，即还不能认为手术前、后的舒张压不同。

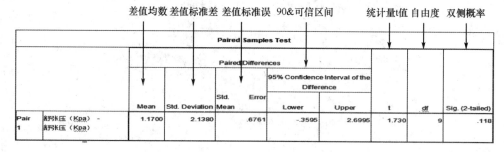

		差值均数	差值标准差	差值标准误	90&可信区间		统计量t值	自由度	双侧概率
Paired Samples Test									
			Paired Differences						
					95% Confidence Interval of the Difference				
		Mean	Std. Deviation	Std. Error Mean	Lower	Upper	t	df	Sig. (2-tailed)
Pair 1	舒张压（Kpa）- 舒张压（Kpa）	1.1700	2.1380	.6761	-.3595	2.6995	1.730	9	.118

图11-6　例11-2 Paired-samples T Test Output 界面

（三）两样本均数的比较

[**例11-3**]　某地急性克山病患者与健康人的血磷值（mmol/L）如下，试比较两组的均数有何不同？

患者（X_1）：0.84、1.05、1.20、1.20、1.39、1.53、1.67、1.80、1.87、2.07、2.11

健康人（X_2）：0.54、0.64、0.64、0.75、0.76、0.81、1.16、1.20、1.34、1.35、1.48、1.56、1.87

1. 准备数据　激活变量管理窗口（Variable View），定义变量名，把实际观察值定义为血磷值，再定义一个组别变量来区分患者与健康人（1 代表患者，2 代表健康人），方法如下。

可在组别变量中的 Value 框内点击，在 Value Labels 框中的 Value 处指定变量值，在 Value Label 处输入变量值标签，点击 Add 钮表示加入这种标签定义，点击 Change 表示更改原有标签，用户重新定义，点击 Remove 钮表示取消原有标签。如：定义组别变量过程中，数值 1 表示患者；数值 2 表示健康人。则先在 Value 框中输入"1"，把插入点光标移至 Value Label 框（或按 Table 键）中输入"男"，按 Add 钮，列表框中增加了一个值标签，显示 1 ="患者"。然后，再在 Value 框中输入"2"，把插入点光标移至 Value Label 框（或按 Tab 键）中，输入"健康人"，按 Add 钮，清单中显示 2 ="健康人"。至此，值标签定义完毕，如图 11-7 所示。激活数据管理窗口（Data View），输入相应数据。

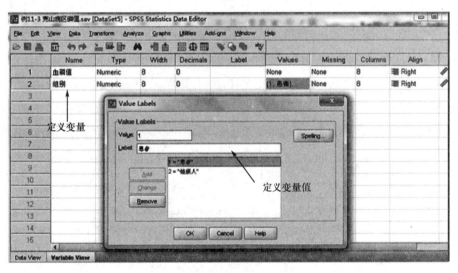

图 11-7　例 11-3 定义变量及变量值

2. 操作提示

（1）单击 Analyze 菜单选 Compare Mean 中的 Independent-Sample T Test…项（如图 11-8 所示）。

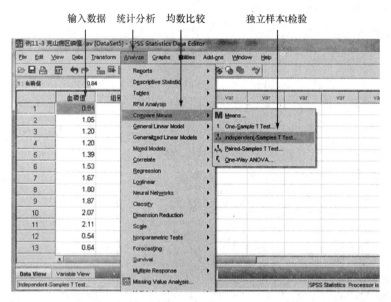

图 11-8　例 11-3 Independent-Samples T Test... 界面

（2）弹出 Independent-Samples T Test 对话框，从对话框左侧的变量列表中选血磷值，点击▶钮使之进入 Test Variable（s）框，选 group 点击▶钮使之进入 Grouping Variable 框，点击 Define Group... 钮弹出 Define Groups 定义框，在 Group1 中输入 1，在 Group2 中输入 2，点击 Continue 钮（如图 11-9 所示）。

（3）返回 Independent-Sample，T Test 对话框，点击 OK 钮即完成分析。

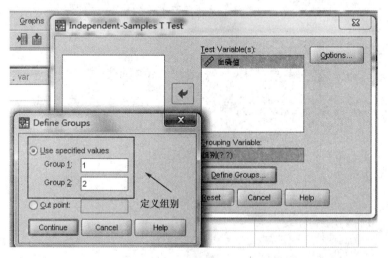

图 11-9　例 11-3 Independent-Samples T Test and Define Groups 界面

3. 结果分析　结果显示（如图 11-10 所示）t 检验的结果，第一行表示方差齐情况下的 t 检验的结果，第二行表示方差不齐情况下的 t 检验的结果。依次显示值（t-value）、自由度（df）、双侧检验概率（2-Tail Sig）、差值的标准误（SE of Difference）及其 95% 可信区间（CI for Difference）。因本例方差齐性检验的 F 值为 0.32，$P = 0.860$，按 $\alpha = 0.05$ 的检验水准，属方差齐性，故采用第一行（即 Equal）结果，$t = 2.524$，$P = 0019$，按 $\alpha = 0.05$ 的检验水准，差异有统计学意义，可认为急性克山病患者与健康人的血磷值不同，患者的血磷值较高。

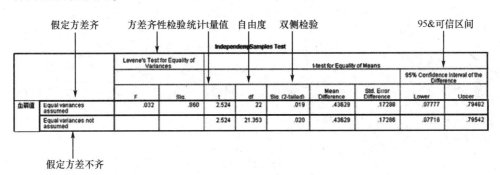

图 11-10　例 11-3 Independent-Samples T Test Output 界面

实验十二　χ^2　检　验

一、目　的

掌握四格表资料、配对资料、行×列表资料的 χ^2 检验的方法。

二、实 验 内 容

资料的分析级数据的录入；成组设计四格表资料的 χ^2 检验；配对设计四格表资料的 χ^2 检验；行×列表资料的 χ^2 检验。

三、实 验 要 求

通过上机演示，熟悉利用 SPSS 统计软件进行分类变量资料统计分析的方法；通过对给出资料的上机实际操作掌握数据文件的建立方法，掌握卡方检验的方法和结果解释。

四、实 验 资 料

[例 12-1]　用 χ^2 检验法比较吸烟者与不吸烟者的慢性支气管炎患病率有无差别。

分组	患病例数/例	未患病例数/例	合计/例	患病率/（%）
吸烟者	43（a）	162（b）	205（a+b）	21.0
不吸烟者	13（c）	121（d）	134（c+d）	9.7
合计	56（a+c）	283（b+d）	339（n）	16.5

1. 准备数据　单击变量窗口，定义三个变量，分组变量（1 代表吸烟者，2 代表不吸烟者）为 r，结果变量（1 代表患病，2 代表不患病）为 c 和频数

变量 f，按顺序输入数据（如图 12-1 所示）。

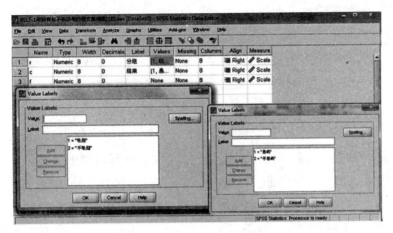

图 12-1　例 12-1 定义变量及变量值

2. 操作提示

（1）单击 Data 菜单选 Weight Case...，命令项，弹出 Weight Case 对话框（如图 12-2 所示），选频数（f）点击▶钮使之进入 Frequency Variable 框，定义频数（f）为权数，再点击 OK 钮即可。

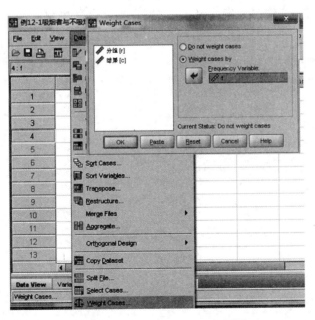

图 12-2　例 12-1 Weight Case 界面

注意事项如下。

选 Data 菜单的 Weight Cases... 命令项，可对指定的数值变量进行加权。在弹出的 Weight Case 对话框中（如图 12-2 所示），Do not weight case 表示不做加权，这可用于对做过加权的变量取消加权；Weight Case by 表示选择 1 个变量做加权。在加权操作中，系统只对数值变量进行有效加权，即大于 0 的数按变量的实际值加权，0、负数和缺失值加权为 0。

加权操作在 χ^2 检验中是必不可少的，且一旦该变量做过加权操作，那么，一方面系统自动根据用户对已加权变量值的修改做加权变换，另一方面用户除非取消加权，否则即使改变变量名，系统依然对该变量进行加权操作。

调用 Weight Case 命令完成定以后，SPSS 将在主窗口的最下面状态行中显示 Weight On 字样；若调用该命令后的数据库被用户存盘，则当这个数据文件再次打开使用时，仍会显示 Weight On 字样，意味着数据加权命令依然有效。

（2）单击 Analyze 菜单选 Decriptive Statistics 中的 Crosstabs... 项，弹出 Crosstabs 对话框（如图 12-3 所示）。在 Crosstabs 对话框中，选分组（r）点击 ►钮使之进入 Row（s）框，选结果（c）►钮使之进入 Column（s）框。点击 Statistics... 钮，弹出 Crosstabs：Statistics 对话框（如图 12-4 所示），其中 Chi-square 即为 χ^2 检验。由于在实际研究中，变量间的依赖强度和特征也是需要考虑的，χ^2 值不是衡量列联强度的最佳指标，故用户可根据实际需要选择其他相关的指标。

1）定义变量的关联指标。

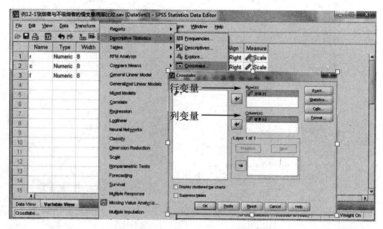

图 12-3　例 12-1 定义行列变量

Correlations：可作列联表行、列两变量的 Pearson 相关系数或作伴随组秩次的 Spearman 相关系数。

2）定类变量的关联指标

Continggency coefficient：列联系数，其值介于 0～1 之间，其中 N 为总例数。

Phi and Cramér's V：系数用于描述相关程度，在四格表 χ^2 检验中介于 -1～1 之间，在 RC 表 χ^2 检验中介于 0～1 之间，其中 k 为行数和列数较小的实际数。

Lambda：λ 值，在自变量预测中用于反映比例缩减误差，其值为 1 时表明自变量预测应变量好，为 0 时自变量预测应变量差。

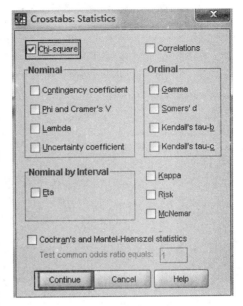

图 12-4　例 12-1 Statistics 界面

Uncertainty coefficient：不确定系数，以商为标准的比例缩减误差，其值接近 1 时表明后一变量的信息很大程度来自前一变量，其值接近 0 时表明后一变量的信息与前一变量无关。

3）定序变量的关联指标。

Gamma：γ 值介于 0～1 之间，所有观察实际数集中于左上角和右下角时，其值为 1。

Somers' d：Somers' d 值。

Kendall's tau-b：介于 -1～1 之间。

Kendall's tau-c：介于 -1～1 之间。

4）其他指标

Kappa：内部一致性系数。

Eta：Eta 值，其平方值可认为是应变量受不同因素影响所致方差的比例。

Risk：相对危险度。

McNemar：配对卡方检验统计量。

（3）单击 Cells…钮弹出 Crosstabs：Cel 对话框（如图 12-5 所示），用于定义列联表单元格中需要计算和显示指标。Observed 为实际观察数，Expected 为理论数，Row 为行百分数，Column 为列百分数，Total 为合计百分数，Un-

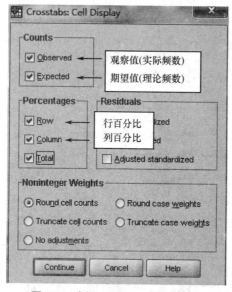

图 12-5 例 12-1 Cell Display 界面

standaardized 为实际数与理论数的差值，Standaardized 为实际数与理论数的差值除理论数，Adj. Standaardized 为由标准误确立的单元格残差。选择后点击 Continue 钮返回 Crosstabs 对话框。

（4）点击 OK 钮即可。

3. 结果分析　在结果输出窗中，系统先输出四格表资料，包括实际观察数、理论数、行百分数、列百分数和合计百分数（如图 12-6 所示），接着输出有关统计数据（如图 12-7 所示），因 $n=339$，最小理论数为 22.14，故采用 Pearsonχ^2 值 = 7.469，双侧 P 值为 0.006，按 $\alpha=0.05$ 的检验水准，差异有统计学意义，可认为吸烟者与不吸烟者慢性气管炎患病率是不同的，吸烟者慢性气管炎患病率高于不吸烟者。

分组 * 结果 Crosstabulation			结果		
			患病	不患病	Total
分组	吸烟	Count（实际频数）	43	162	205
		Expected Count（理论频数）	33.9	171.1	205.0
		% within 分组（行百分比）	21.0%	79.0%	100.0%
		% within 结果（列百分比）	76.8%	57.2%	60.5%
		% of Total	12.7%	47.8%	60.5%
	不吸烟	Count	13	121	134
		Expected Count	22.1	111.9	134.0
		% within 分组	9.7%	90.3%	100.0%
		% within 结果	23.2%	42.8%	39.5%
		% of Total	3.8%	35.7%	39.5%
Total		Count	56	283	339
		Expected Count	56.0	283.0	339.0
		% within 分组	16.5%	83.5%	100.0%
		% within 结果	100.0%	100.0%	100.0%
		% of Total	16.5%	83.5%	100.0%

图 12-6 例 12-1 Output_ 1 界面

Chi-Square Tests

	Value	df	Asymp. Sig. (2-sided)	Exact Sig. (2-sided)	Exact Sig. (1-sided)	
Pearson Chi-Square	7.469ᵃ	1	.006			←──非校正卡方检验
Continuity Correctionᵇ	6.674	1	.010			←──连续性校正卡方检验
Likelihood Ratio	7.925	1	.005			←──似然比卡方检验
Fisher's Exact Test				.007	.004	←──精确概率检验
Linear-by-Linear Association	7.447	1	.006			←──线性相关性检验
N of Valid Cases	339					←──有效分析例数

a. 0 cells (.0%) have expected count less than 5. The minimum expected count is 22.14.

b. Computed only for a 2x2 table

图 12-7　例 12-1 Output_ 2 界面

需要注意的是：

（1）当 $n \geq 40$，且任一格的理论数 $T \geq 5$，采用 Pearsonχ^2 检验；

（2）当 $n \geq 40$，且任一格的理论数 $1 \leq T \leq 5$，采用连续性校正 χ^2 检验；

（3）当 $n < 40$，或任一格的理论数 $T < 1$ 时，采用 Fisher 精确概率检验。

[**例 12-2**]　　甲、乙两种白喉杆菌培养基的培养效果有无差别，培养结果见表 12-2。

表 12-2　甲、乙两种白喉杆菌培养基的培养结果

甲培养基	乙培养基		合计
	+	−	
+	11	9	20
−	1	7	8
合计	12	16	28

1. 准备数据　单击变量窗口，定义三个变量，甲培养基（+ = 1，− = 2）为 r、乙培养基（+ = 1，− = 2）为 c 和频数变量 f，按顺序输入数据（如图

笔 记 栏

12-8 所示)。

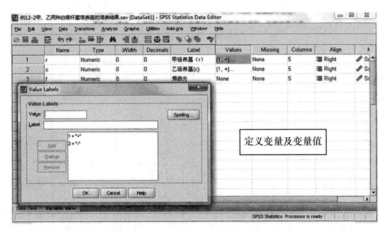

图 12-8　例 12-2 定义变量及变量值

2. 操作提示

（1）单击 Data 菜单选 Weight Cases... 命令项，弹出 Weight Cases 对话框（如图 12-9 和 12-10 所示），选频数（f）点击▶钮使之进入 Frequency Variable 框，定义频数（f）为权数，再点击 OK 按钮即可。

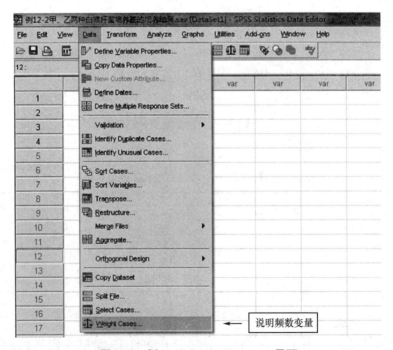

图 12-9　例 12-2 Weight Cases... 界面

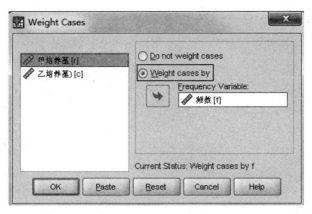

图 12-10 例 12-2 Weight Cases 界面

（2）单击 Analyze 菜单选 Descriptive Statistics 中的 Crosstabs... 项（如图 12-11 所示），弹出 Crosstabs 对话框（如图 12-12 所示）。在 Crosstabs 对话框中，选甲培养基（r）点击▶钮使之进入 Row（s）框，选乙培养基（c）点击▶钮使之进入 Column（s）框。点击 Statistics... 钮，弹出 Crosstabs：Statistics 对话框（如图 12-13 所示），选择 Chisquare 为 χ² 检验 McNemar（配对 χ² 检验统计量）两项。

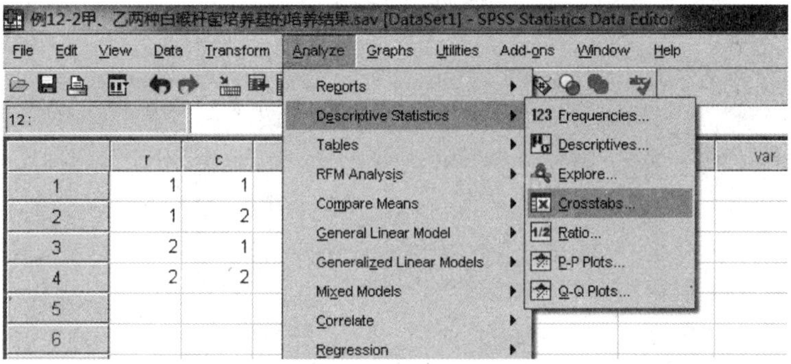

图 12-11 例 12-2 Crosstabs... 界面

（3）单击 Cells... 钮，弹出 Crosstabs：Cells 对话框（如图 12-14 所示），用于定义列联表单元格中需要计算和显示的指标。选择实际观察数（Observed）、理论数（Expected）后，点击 Continue 钮返回 Crosstabs 对话框。

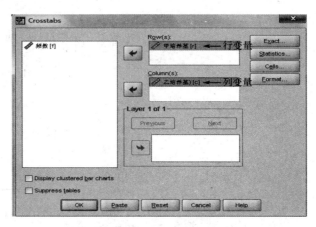

图 12-12   例 12-2 Crosstabs 界面

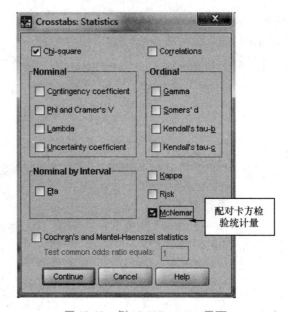

图 12-13   例 12-2 Statistics 界面

（4）点击 OK 钮即可。

3. 结果分析

在结果输出窗中，系统先输出四格表资料，包括实际观察数、理论数、行百分数、列百分数和合计百分数（如图 12-15 所示）。接着输出有关统计数据（如图 12-16 所示），因本例为配对设计，故采用 McNemar 检验，其双侧 P 值为 0.021（本例样本量小，故采用二项分布直接计算的概率；如果样本量

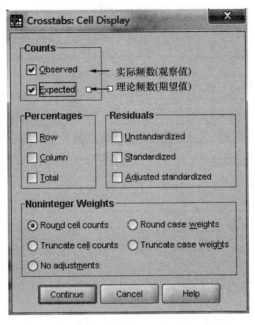

图 12-14 例 12-2 Cell Display 界面

较大，则会给出 McNemar 检验统计量和概率)，按 $\alpha = 0.05$ 的检验水准，差异有统计学意义，可认为甲、乙两种白喉杆菌培养基的培养效果不同，根据两培养基的阳性数可得出甲培养基阳性率较高。

甲培养基 * 乙培养基 Crosstabulation					
			乙培养基)		Total
			+	-	
甲培养基	+	Count	11	9	20
		Expected Count	8.6	11.4	20.0
	-	Count	1	7	8
		Expected Count	3.4	4.6	8.0
Total		Count	12	16	28
		Expected Count	12.0	16.0	28.0

实际频数
理论频数

图 12-15 例 12-2 Output_ 1 界面

笔 记 栏
. . . .

Chi-Square Tests					
	Value	df	Asymp. Sig. (2-sided)	Exact Sig. (2-sided)	Exact Sig. (1-sided)
Pearson Chi-Square	4.215ᵃ	1	.040		
Continuity Correctionᵇ	2.658	1	.103		
Likelihood Ratio	4.689	1	.030		
Fisher's Exact Test				.088	.048
Linear-by-Linear Association	4.064	1	.044		
McNemar Test				.021ᶜ	配对卡方检验
N of Valid Cases	28				
a. 2 cells (50.0%) have expected count less than 5. The minimum expected count is 3.43.					
b. Computed only for a 2x2 table					
c. Binomial distribution used.					

图 12-16 例 12-2 Output_ 2 界面

[**例 12-3**] 某市三个地区出生婴儿的致畸率有无差别? 致畸率的比较见表 12-3。

表 12-3 某市三个地区出生婴儿的致畸率比较

地区	畸形数/行	无畸形数/数	合计/例	致畸率/（%）
重污染区	114	3278	3392	3.36
一般市区	404	40143	40547	1.00
农村	67	8275	8342	0.80
合计	585	51696	52281	1.12

1. 准备数据 单击变量窗口，定义三个变量，地区（重污染区为1，一般市区为2，农村为3）为 r、畸形情况（畸形为1，无畸形为2）为和频数变量 f，按顺序输入数据（如图 12-17 所示）。

2. 操作提示

（1）单击 Data 菜单选 Weight Cases... 命令项，弹出 Weight Cases 对话框（如图 12-18 所示），选频数（f）点击▶钮使之进入 Frequency Variable 框，定义频数（f）为权数，再点击 OK 钮即可。

（2）单击 Analyze 菜单选 Descriptive Statistics 中的 Crosstabs... 项（如图 12-19 所示），弹出 Crosstabs 对话框。在 Crosstabs 对话框中，选地区（r）点击▶钮使之进入 Row（s）框，选畸形情况（c）点击▶钮使之进入 Column （s）框。点击 Statistics... 钮，弹出 Crosstabs：Statistics 对话框（如图 12-20 所示），选择 Chi-square 检验。

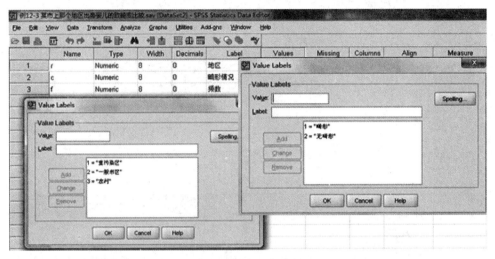

图 12-17 例 12-3 定义变量及变量值

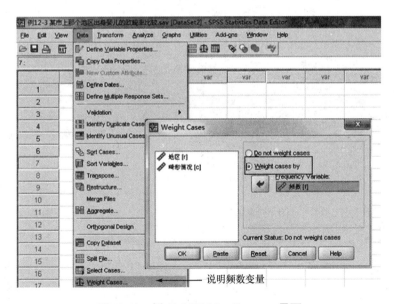

图 12-18 例 12-3 Weight Cases... 界面

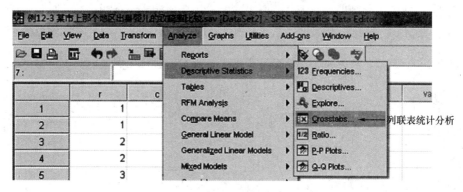

图 12-19　例 12-3 Crosstabs... 界面

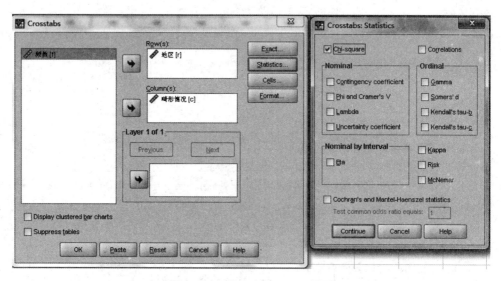

图 12-20　例 12-3 Statistics 界面

（3）单击 Cell... 钮，弹出 Crosstabs：Cell 对话框（如图 12-21 所示），用于定义列联表单元格中需要计算和显示的指标。选择实际观察数（Observed）、理论数（Expected）后，点击 Continue 钮返回 Crosstabs 对话框。

（4）点击 OK 钮即可。

3. 结果分析　在结果输出窗中，系统先输出四格表资料，包括实际观察数、理论数、行百分数、列百分数和合计百分数（如图 12-22 所示）。接着输出有关统计数据，因没有一个格子的理论数小于 5，最小理论数为 37.95，则

Pearson χ^2 值＝167.11，双侧 P 值<0.001，按 $\alpha=0.05$ 的检验水准，差异有统计学意义，可认为三个地区出生婴儿的致畸率有差别。若要比较彼此间的差别，需做多重比较。

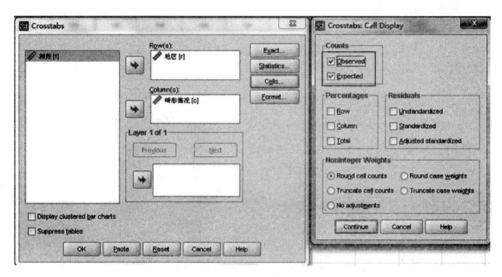

图 12-21　例 12-3 Cell Display 界面

地区 * 畸形情况 Crosstabulation

			畸形情况		Total
			畸形	无畸形	
地区	重污染区	Count	114	3278	3392
		Expected Count	38.0	3354.0	3392.0
	一般市区	Count	404	40143	40547
		Expected Count	453.7	40093.3	40547.0
	农村	Count	67	8275	8342
		Expected Count	93.3	8248.7	8342.0
Total		Count	585	51696	52281
		Expected Count	585.0	51696.0	52281.0

实际频数
理论频数

检验方法　　检验值　自由度　　概率

Chi-Square Tests

	Value	df	Asymp. Sig. (2-sided)
Pearson Chi-Square	167.110[a]	2	.000
Likelihood Ratio	114.456	2	.000
Linear-by-Linear Association	84.105	1	.000
N of Valid Cases	52281		

a. 0 cells (.0%) have expected count less than 5. The minimum expected count is 37.95.

图 12-22　例 12-3 Output 界面

[**例 12-4**]　急性白血病与慢性白血病患者血型构成比是否相同（表 12-4)？

表 12-4　急性白血病与慢性白血病患者血型构成

组别	血型				合计
	A 型	B 型	O 型	AB 型	
急性组	58	49	59	18	184
慢性组	43	27	33	8	111
合计	101	76	92	26	295

1. 准备数据　单击变量窗口，定义三个变量，组别（急性组为 1，慢性组为 2）为 r、血型（A 型为 1，B 型为 2，O 型为 3，AB 型为 4）为 c 和频数变量 f，按顺序输入数据（如图 12-23 所示）。

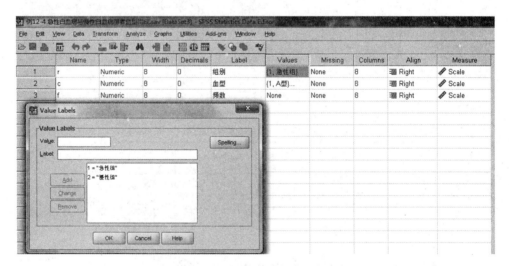

图 12-23　例 12-4 定义变量及变量值

2. 操作提示

（1）单击 Data 菜单选 Weight Cases... 命令项，弹出 Weight Cases 对话框（如图 12-24 所示），选频数（f）点击▶钮使之进入 Frequency Variable 框，定义频数（f）为权数，再点击 OK 钮即可。

（2）单击 Analyze 菜单选 Descriptive Statistics 中的 Crosstabs... 项（如图 12-25 所示），弹出 Crosstabs 对话框（如图 12-26 所示）。在 Crosstabs 对话框中，选组别（r）点击▶钮使之进入 Row（s）框，选血型（c）点击▶钮使之进入 Column（s）框。点击 Statistics... 钮，弹出 Crosstabs：Statistics 对话框

（如图 12-27 所示），点选 Chi-square 即 χ^2 检验。

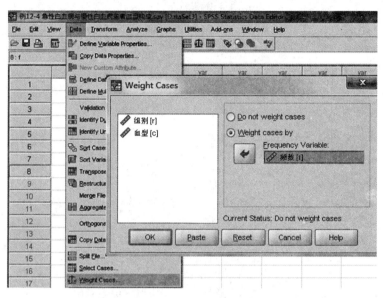

图 12-24　例 12-4 Weight Cases... 界面

图 12-25　例 12-4 Crosstabs... 界面

（3）单击 Cell... 钮，弹出 Crosstabs：Cells 对话框（如图 12-28 所示），用于定义列联表单元格中需要计算和显示的指示。选择实际观察数（Observed）、理论数（Expected）后，点击 Continue 钮返回 Crosstabs 对话框。

（4）点击 OK 钮即可。

3. 结果分析　在结果输出窗口，系统先输出四格表资料，包括实际观察数、理论数、行百分数、列百分数和合计百分数（如图 12-29 所示）。接着输出有关统计数据，因没有一个格子的理论数小于 5，最小理论数为 9.78，则

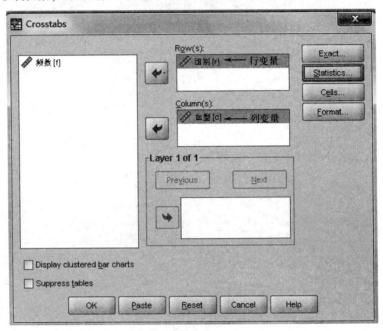

图 12-26   例 12-4 Crosstabs 界面

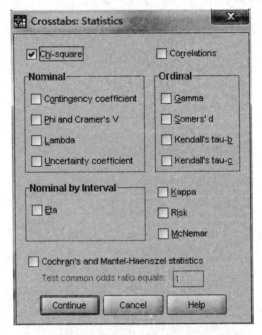

图 12-27   例 12-4 Statistics 界面

Pearson χ^2 值 = 1.838，双侧 P 值 = 0.607，按 α = 0.05 的检验水准，差异无统计学意义，尚不能认为急性白血病患者与慢性白血病患者血型的构成不相同。

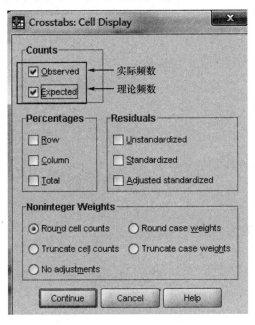

图 12-28　例 12-4 Cell Display 界面

组别 * 血型 Crosstabulation

			血型				Total
			A型	B型	O型	AB型	
组别	急性组	Count	58	49	59	18	184
		Expected Count	63.0	47.4	57.4	16.2	184.0
	慢性组	Count	43	27	33	8	111
		Expected Count	38.0	28.6	34.6	9.8	111.0
Total		Count	101	76	92	26	295
		Expected Count	101.0	76.0	92.0	26.0	295.0

检验方法　　　检验值　自由度　　概率

Chi-Square Tests

	Value	df	Asymp. Sig. (2-sided)
Pearson Chi-Square	1.838a	3	.607
Likelihood Ratio	1.839	3	.606
Linear-by-Linear Association	1.514	1	.219
N of Valid Cases	295		

a. 0 cells (.0%) have expected count less than 5. The minimum expected count is 9.78.

图 12-29　例 12-4 Output 界面

实验十三 统 计 图 表

一、目 的

掌握常用统计图的适用条件；熟悉常用统计图的绘制方法。

二、实 验 内 容

资料的分析及数据的录入；常用统计图的绘制。

三、实 验 要 求

通过上机演示，熟悉利用 SPSS 统计软件绘制统计图的方法；通过对给出资料的上机实际操作，掌握数据文件的建立方法；掌握常用统计图的适用条件，熟悉常用统计图的绘制方法。

四、实 验 资 料

[例 13-1]   单式直条图

表 13-1 某年某地六种传染病的病死率

传染病	病死率
白喉	10.9
流行性乙型脑炎	18.0
流行性脑脊髓膜炎	11.0
伤寒及副伤寒	2.7
痢疾	1.2
急性脊髓灰质炎	3.4

1. 准备数据 激活变量窗口,定义变量名,为病死率和传染病(白喉为1,流行性乙型脑炎为2,流行性脑脊髓膜炎为3,伤寒及副伤寒为4,痢疾为5,急性脊髓灰质为6),如图13-1所示,回到数据窗口输入相应的数据。

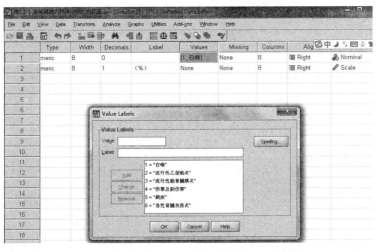

图 13-1 例 13-1 定义变量及变量值

2. 操作提示

(1) 选 Graphs 菜单的 Bar... 过程(如图 13-2 所示)。

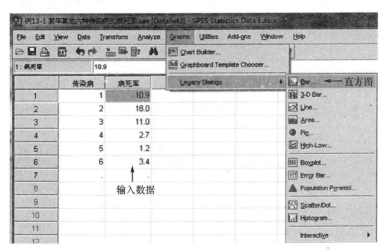

图 13-2 例 13-1 Bar 界面

(2) 弹出 Bar Charts 定义选项框(如图 13-3 所示)。定义选项框的下方有一数据类型栏,系统提供 3 种数据类型。

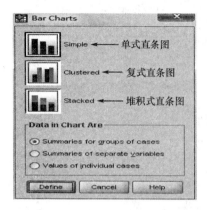

图 13-3　例 13-1 Bar Charts 界面

Summaries for groups of cases：以组为单位体现数据。

Summaries of separate variables：以变量为单位体现数据。

Values of individual cases：以观察样例为体现数据。

大多数情形下，统计图都是以组为单位的形式体现数据的。在定义选项框的上方有 3 种直条图可选：Simple 为单式直条图，Clustered 为复试直条图，Stacked 为堆积式直条图。本例选单式直条图。

点击 Define 按钮，弹出 Define Simple Bar：Summaries for groups of cases 对话框（如图 13-4 所示），在左侧的变量列表中选病死率点击▶钮使之进入 Bar Represent 栏的 Other statistic function 选项的 Variable 框，选传染病点击▶钮使之进入 Category Axis 框，点击 OK 钮。

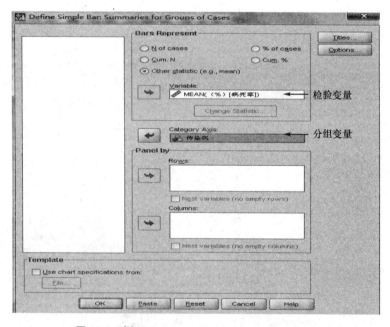

图 13-4　例 13-1 Summaries for groups of cases

点击 Titles…钮，弹出 Titles 对话框，在 Title 栏内输入"某年某地六种传染病病死率（%）"，点击 Continue 钮返回；点选 Define Simple Char：Summaries for groups of cases 对话框，再点击 OK 钮即完成。

系统在统计图编辑窗口中输出直条图，学生可根据要求对输出的统计图进行编辑。

点击窗口上端工具栏中的 Edit 钮，对统计图进行编辑。如欲在图中的哪一部位（如标题、纵横轴尺度与标目、统计图的色彩或花纹等）进行编辑，只需将鼠标箭头指向这一部位并双击鼠标左键，系统即弹出相应的编辑对话框，编辑过程简便易行。

3. 结果分析　经编辑后的单式直条图如图 13-5 所示，从图中可见，流行性乙型脑炎病死率最高，痢疾病死率最低，较为直观。

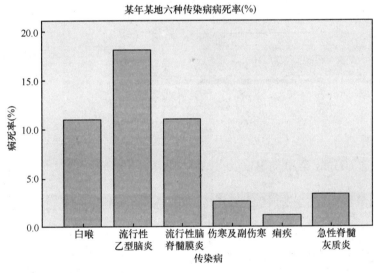

图 13-5　例 13-1 Output 界面

[例 13-2]　复式直条图

表 13-2　某地 1952 年和 1972 年三种死因死亡率

死因	1952 年	1972 年
肺结核	165.2	27.4
心脏病	72.5	83.6
恶性肿瘤	57.2	178.2

1. 准备数据　单击变量窗口，定义变量名，年份为 year（1 代表 1952，2 代表 1972）、死因为 disease（1 代表肺结核，2 代表心脏病，3 代表恶性肿瘤）、死亡率为 rate，回到数据窗口输入相应的数据，如图 13-6 所示。

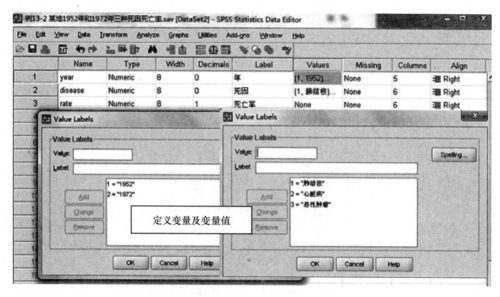

图 13-6　例 13-2 定义变量及变量值

2. 操作提示

（1）选 Graphs 菜单的 Bar...过程（如图 13-7 所示）。

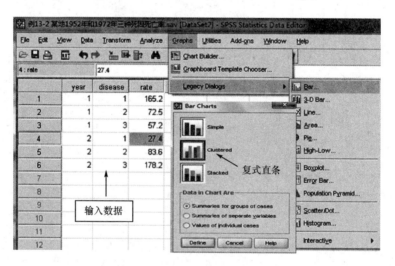

图 13-7　例 13-2 Bar_ Clustered 界面

（2）弹出 Bar Charts 定义选项框（如图 13-7 所示）。本例选 Clustered 为复式直条图。

（3）点击 Define 按钮，弹出 Define Clustered Bar：Summaries for groups of cases 对话框（如图 13-8 所示），在左侧的变量列表中选 rate 点击▶钮使之进入 Bar Represent 栏的 Other statistic function 选项的 Variable 框，选 year 点击▶钮使之进入 Category Axis 框，选 disease 点击▶钮使之进入 Define Clustered by 框点击 OK 钮。

点击 Titles...钮，弹出 Titles 对话框，在 Title 栏内输入"某地 1952 年和 1972 年三种死因死亡率（1/10 万）"，点击 Continue 钮返回。

点选 Define Clustered Char：Summaries for groups of cases 对话框，再点击 OK 钮即完成。

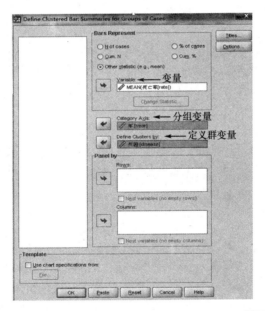

图 13-8 例 13-2 Summaries for groups of cases 界面

3. 结果分析 经编辑后的单复式直条图如图 13-9 所示，从图中可见，结核死亡率从 1952 年到 1972 年有了大幅度的下降，心脏病有所增加，而恶性肿瘤死亡率则有了较大幅度的升高，较为直观。

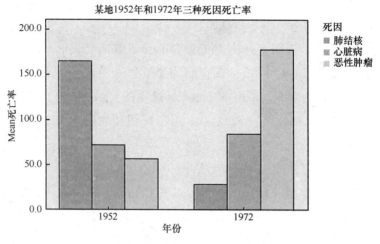

图 13-9 例 13-2 Output 界面

[例 13-3] 圆图

表 13-3 某省 1990—1992 年菌痢发病的职业构成

职业	例数		
	1990 年	1991 年	1992 年
农民	19662	21347	15436
商人	13945	17057	12939
学生	3876	3849	3088
工人	6568	5838	5519
其他	4035	3697	3088
合计	48086	51788	40070

1. 准备数据 单击变量窗口，定义变量名，year（1 代表 1990，2 代表 1993）、职业（1 农民，2 商人，3 代表学生，4 代表工人，5 代表其他）、构成和列数，回到数据窗口输入相应的数据，如图 13-10 所示。

2. 操作提示

（1）选 Data 菜单的 Split File...（如图 13-11 所示），在 Select Cases 中选择 If condition is satisfied 项，在接下来的对话框中输入 year 为 1，即选择了 1990 年的数据。

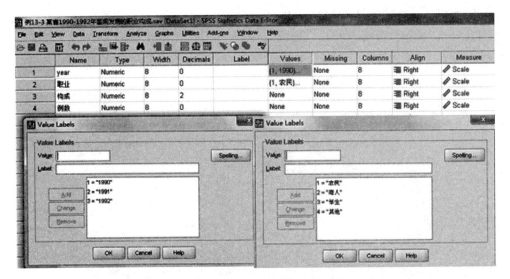

图 13-10　例 13-3 定义变量及变量值

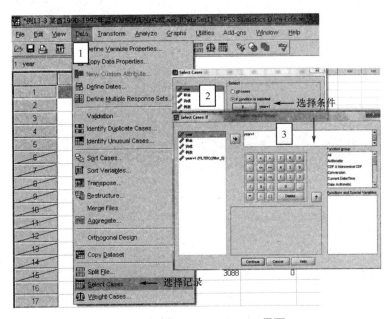

图 13-11　例 13-3 Select Cases 界面

（2）选 Graphs Charts 定义选项框（如图 13-12 所示）。

（3）弹出 Pie Charts 定义选项框（如图 13-12 所示），构成图仅有一种，故直接点击 Define 按钮，弹出 Define Pie：Summaries for groups of cases 对话框（如图 13-13 所示），在左侧的变量列表中选例数，点击▶钮使之进入 Slices

笔 记 栏

Represent 栏的 Other Summaries function 选项的 Variable 框，选职业，点击▶钮使之进入 Define Slices by 框。点击 Titles... 钮，弹出 Titles 对话框，在 Title 栏内输入"某省 1990—1992 年菌痢发病的职业构成图"，点击 Continue 钮对话框。

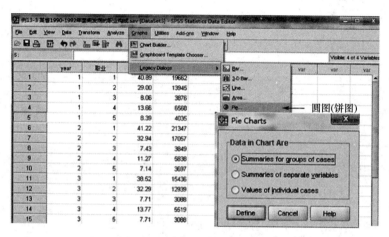

图 13-12　例 13-3 Pie... 界面

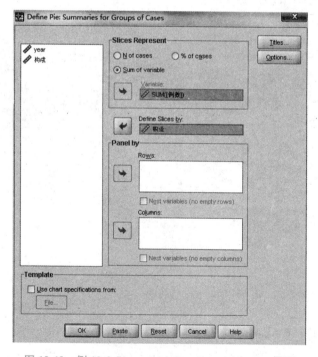

图 13-13　例 13-3 Summaries for groups of cases 界面

（4）点击 OK 钮即完成。

3. 结果分析 经编辑后的圆图（构成图）如图 13-14 所示，从图中可见，1990 年菌痢发病的职业构成为农民最高，学生最低，较为直观。

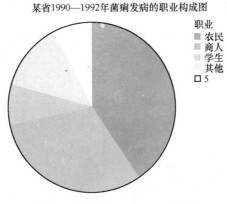

某省1990—1992年菌痢发病的职业构成图

图 13-14 例 13-3 Output 界面

[**例 13-4**] 线图及半对数线图

表 13-4 某市 1949-1957 年 15 岁以下儿童结核病和白喉死亡率

年份	结核病死亡率（1/10 万）	白喉病死亡率（1/10 万）
1949	150. 2	20. 1
1950	148. 0	16. 6
1951	141. 0	14. 0
1952	130. 0	11. 8
1953	110. 4	10. 7
1954	98. 2	6. 5
1955	72. 6	3. 9
1956	68. 0	2. 4
1957	54. 8	1. 3

1. 准备数据 单击变量窗口，定义变量名，year、disease（1 代表结核，2 代表白喉）和 rate 回到数据窗口输入相应的数据，如图 13-15 所示。

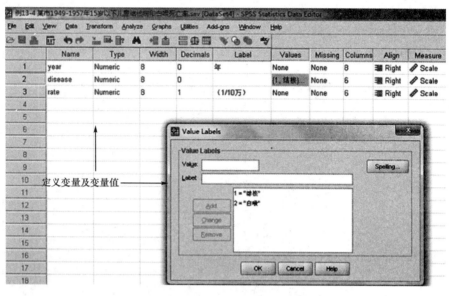

图 13-15   例 13-4 定义变量及变量值

2. 操作提示

（1）选 Graphs 菜单的 Line.. 过程（如图 13-16 所示）。

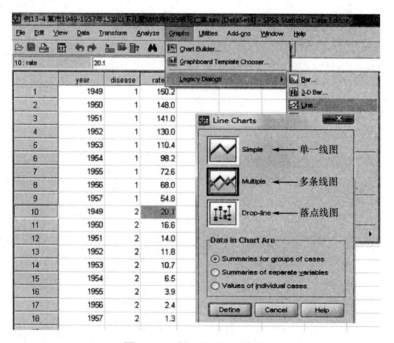

图 13-16   例 13-4 Line 界面

（2）弹出 Line Charts 定义选项框（如图 13-17 所示），有三种线图可选。Simple 为单一线图、Multiple 为多线图、Drop-line 为落点线图，本例选多线图。

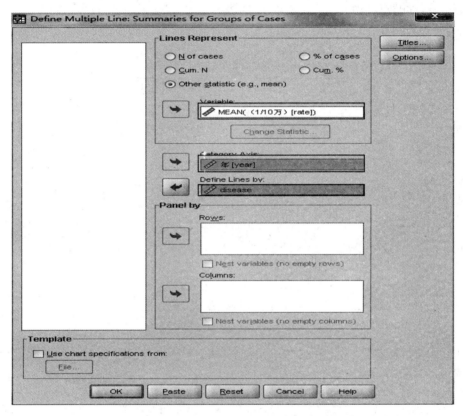

图 13-17　例 13-4 Summaries for groups of cases 界面

（3）点击 Define 按钮，弹出 Define Multiple Bar：Summaries for groups of cases 对话框（如图 13-17 所示），在左侧的变量列表中选 rate 点击▶钮使之进入 Lines Represent 栏的 Other statistic function 选项的 Variable 框，选 year 点击▶钮使之进入 Category Axis 框，选 disease 点击▶钮使之进入 Define Clustered by 框。点击 Titles... 钮，弹出 Titles 对话框，在 Title 栏内输入"某市 1949—1957 年 15 岁以下儿童结核病和白喉死亡率（1/10 万）"，点击 Continue 钮返回 Define Multiple Line：Summaries for groups of cases 对话框，再点击 OK 钮即完成。

（4）点击 OK 钮即完成。

（5）对图 13-18 做进一步的编辑，先在输出结果的图形中双击编辑，在弹出的对话框中点击窗口上端工具栏的 Edit 钮，在弹出的 Chart Editor 窗口中双击 Y 轴刻度处，在弹出 Properties 中选择 Scale 标签，在 Type 中选择 Logarithmic（如图 13-19 所示），对统计图进行编辑完成后，点击 Apply 钮，点击 close，关闭 Chart Editor 窗口即可。

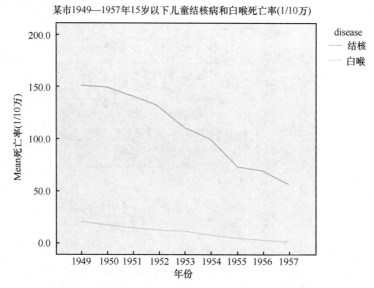

图 13-18　例 13-4 线图

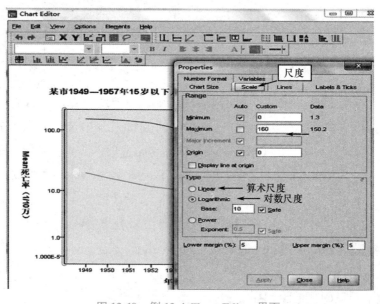

图 13-19　例 13-4 Chart Editor 界面

3. 结果分析 经编辑后的普通线图如图 13-18 所示，从图中可见，随着时间的推移，结核和白喉病的死亡率都有不同幅度的下降，相比较而言，结核死亡率下降幅度较大些，较为直观。

经编辑后的半对数线图（如图 13-20 所示），从图中可见，随着时间的推移结核和白喉的死亡率都有不同速度的下降，相比较而言，白喉死亡率下降的速度较快些，较为直观。

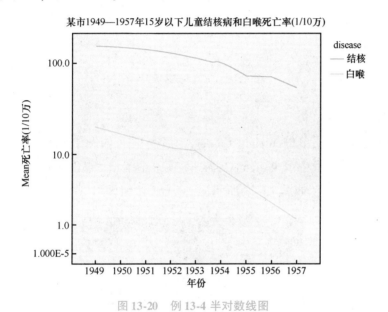

图 13-20 例 13-4 半对数线图

[例 13-5] 直方图

表 13-5 某市某年乙脑患者的年龄分布

| 年龄/岁 | 患者人数/例 | 每岁患者人数/例 | 年龄/岁 | 患者人数/例 | 每岁患者人数/例 |
(1)	(2)	(3)	(1)	(2)	(3)
0 ~	3	3	8 ~	8	8
1 ~	3	3	9 ~	6	6
2 ~	9	9	10 ~	36	3.6
3 ~	11	11	20 ~	13	1.3
4 ~	23	23	30 ~	11	1.1
5 ~	22	22	40 ~	4	0.4
6 ~	11	11	50 ~ 60	1	0.1
7 ~	14	14	合计	175	—

1. 准备数据　单击变量窗口，定义变量名，age（年龄，将各年龄分组的下限值输入），f（每岁患者人数，将每岁患者人数资料输入），回到数据窗口输入相应的数据，如图 13-21 所示。

	Name	Type	Width	Decimals	Label	Values	Missing	Columns	Align	Measure
1	age	Numeric	8	0	年龄（岁）	None	None	3	Right	Scale
2	f	Numeric	8	1	每岁患病人数	None	None	3	Right	Scale
3										
4										
5										

图 13-21　例 13-5 定义变量

2. 操作提示

（1）选 Date 菜单的 Weight Cases... 命令项（如图 13-22 所示）在弹出 Weight Cases 对话框中取 Weight Cases by 项，选变量 f 点击▶钮使之进入 Frequency Variable 框（如图 13-23 所示），点击 OK 钮即可。

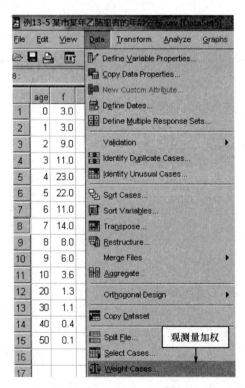

图 13-22　例 13-5 Date 界面

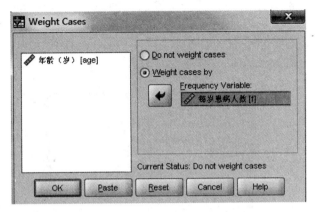

图 13-23　例 13-5 Weight Cases 界面

（2）选 Graphs 菜单的 Histogram... 过程（如图 13-24 所示），因直方图只有一种类型，故直接弹出 Histogram 对话框（如图 13-25 所示），在左侧的变量列表中选 age 点击▶钮使之进入 Variable 框；点击 Titles... 钮，弹出 Titles 对话框，在 Title 栏内输入"某市某年乙脑患者的年龄分布"，点击 Continue 钮返回 Histogram，再点击 OK 钮即完成。

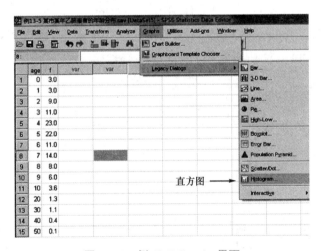

图 13-24　例 13-5 Graphs 界面

（3）系统在 Chart Carousel 窗口输出直方图。由于本例资料的分组情形比较细（即每组一岁），而系统只按默认的每 5 岁一组方式输出图形，所以需要按用户的要求对统计图进行编辑。

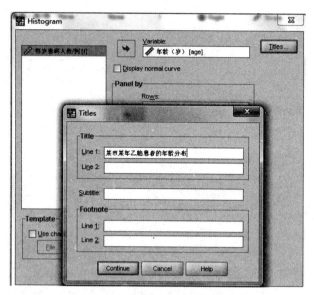

图 13-25　例 13-5 Histogram 界面

现在输出结果的图形中双击左键，在弹出的对话框中点击窗口上端的工具栏中的 Edit 钮，在弹出的 Char Editor 窗口中选择 Select X Axis（如图 13-26 所示）；在弹出的 Properties 中选择 Histogram Options 标签，在 Bin Sizes 中选择 Custom，选择 Interval width，并在后面的框中输入 1（即要求按每岁一组的方式作图，如图 13-27 所示），对统计图进行编辑完成后，点击 Apply 钮，点击 Close，关闭 Chart Editor 窗口即可。

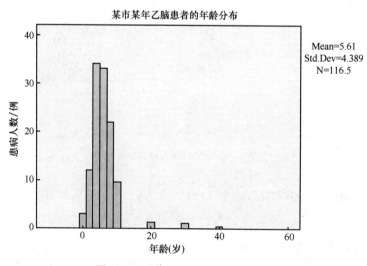

图 13-26　例 13-5 Char Editor 界面

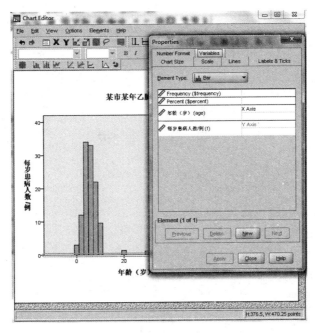

图 13-27　例 13-5 Properties 界面

（4）点击 OK 钮即完成。

3. 结果分析　经编辑后的直方图如图 13-28 所示，该地该年乙型脑炎患者主要集中在 10 岁之前，其中 4~5 岁患者人数最多，10 岁之后患者人数骤减，尤其是 40 岁之后患者数几乎为 0。如果组距不等，没有按每岁患者人数取横坐标，而是按系统默认方式输出图形，则会给人以错觉。

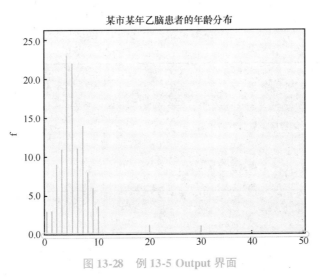

图 13-28　例 13-5 Output 界面

实验十四　社区健康教育指导

一、目 的 要 求

1. 了解社区健康教育方法。
2. 掌握社区健康教育计划并实施。
3. 掌握社区健康教育指导。

二、时 间 安 排

4 学时。

三、内 容 与 方 法

随着医学模式的转变，护理新观念的推广，社区护理已成为护理范围内不可缺少的一部分。而社区护理中，病人健康教育又是社区护理中最基本、最重要的组成部分之一。

(一) 收集资料

一般资料	年龄	文化程度	目前健康状况	居住环境
对疾病及其症状的了解程度，有否预防措施				
疾病对病人及其家属造成的心理反应				

（二）制订健康教育计划并实施

根据护理问题，制订病人及其家属健康教育预期目标。

病人及家属了解所患疾病的有关知识

家属能掌握护理病人的方法

有自理能力的病人掌握自护方法

（三）社区健康教育指导

宣传内容

现场指导内容

指导方法：针对病人及家属某些健康知识缺乏，护理技巧掌握程度，给予现场指导。

实验十五　个体健康状况的评价

一、目　　的

学会运用"评价年龄法"对个体健康状况进行评价，初步学会评价方法并对危险个体健康状况的危险因素有较具体的认识。

二、时 间 安 排

4 学时。

三、内 容 方 法

拟订统一的调查表。

1. 每班分两大组，各由一名老师带教。每一大组分四小组，各小组选一名组长。

2. 深入社区到居民家中调查，收集个人危险因素的资料，将结果填入拟订好的调查表。将调查表带回学校，根据调查资料进行分析评价。

步骤：

（1）计算评价年龄和增长年龄：①危险因素转换成危险分数；②计算组合危险分数；③计算存在死亡危险；④计算评价年龄；⑤计算增长年龄

（2）分析评价：根据实际年龄、评价年龄、增长年龄三者关系，将个人健康状况分为四型：①存在危险因素Ⅰ型；②存在危险因素Ⅱ型；③基本健康型；④健康型。

表 15-1　健康危险因素评价年龄

男性存在死亡危险	实际年龄最末一位数					女性存在死亡危险	男性存在死亡危险	实际年龄最末一位数					女性存在死亡危险
	0	1	2	3	4			0	1	2	3	4	
	5	6	7	8	9			5	6	7	8	9	
530	5	6	7	8	9	350	4510	38	39	40	41	42	2550
570	6	7	8	9	10	350	5010	39	40	41	42	43	2780
630	7	8	9	10	11	350	5560	40	41	42	43	44	3020
710	8	9	10	11	12	360	6160	41	42	43	44	45	3280
790	9	10	11	12	13	380	6830	42	43	44	45	46	3560
880	10	11	12	13	14	410	7570	43	44	45	46	47	3870
990	11	12	13	14	15	430	8380	44	45	46	47	48	4220
1110	12	13	14	15	16	460	9260	45	46	47	48	49	4600
1230	13	14	15	16	17	490	10190	46	47	48	49	50	5000
1350	14	15	16	17	18	520	11160	47	48	49	50	51	5420
1440	15	16	17	18	19	550	12170	48	49	50	51	52	5860
1500	16	17	18	19	20	570	13230	49	50	51	52	53	6330
1540	17	18	19	20	21	600	14340	50	51	52	53	54	6850
1560	18	19	20	21	22	620	15530	51	52	53	54	55	7440
1570	19	20	21	22	23	640	16830	52	53	54	55	56	8110
1580	20	21	22	23	24	660	18260	53	54	55	56	57	8870
1590	21	22	23	24	25	690	19820	54	55	56	57	58	9730
1590	22	23	24	25	26	720	21490	55	56	57	58	59	10680
1590	23	24	25	26	27	750	23260	56	57	58	59	60	11720
1600	24	25	26	27	28	790	25140	57	58	59	60	61	12860
1620	25	26	27	28	29	840	27120	58	59	60	61	62	14100
1660	26	27	28	29	30	900	29210	59	60	61	62	63	15450
1730	27	28	29	30	31	970	31420	60	61	62	63	64	16930
1830	28	29	30	31	32	1040	33760	61	62	63	64	65	18560
1960	29	30	31	32	33	1130	36220	62	63	64	65	66	20360
2120	30	31	32	33	34	1220	38810	63	64	65	66	67	22340
2310	31	32	33	34	35	1330	41540	64	65	66	67	68	24520
2520	32	33	34	35	36	1460	44410	65	66	67	68	69	26920
2760	33	34	35	36	37	1600	47440	66	67	68	69	70	29560
3030	34	35	36	37	38	1760	50650	67	68	69	70	71	32470
3330	35	36	37	38	39	1930	54070	68	69	70	71	72	35690
3670	36	37	38	39	40	2120	57720	69	70	71	72	73	39250
4060	37	38	39	40	41	2330	61640	70	71	72	73	74	43200

表 15-2　个体健康状况评价表

姓名：　　　　　性别：　　　　　年龄：

疾病名称	死亡率(1/10万)	危险因素	指标值	危险分数	组合危险分数	存在死亡危险	医生建议改变危险因数	新危险分数	新组合危险分数	新存在死亡危险
1	2	3	4	5	6	7	8	9	10	11
心脏病	2567	收缩压								
		舒张压								
		胆固醇								
		糖尿病								
		体育活动								
		家庭史								
		吸烟史								
		肥胖								
肺癌	675	吸烟								
肝硬化	398	饮酒								
		肝炎史								
		血吸虫病史								
自杀	265	压抑史								
		家庭史								
车祸	242	饮酒								
		驾车里程								
		安全带使用								
脑血管病	238	收缩压								
		舒张压								
		胆固醇								
		糖尿病								
		吸烟								
他杀	112	拘留史								
		武器								
肠癌	161	肠息肉								
		原因不明出血								
		直肠镜检查								
肺炎	94	吸烟史								
		既往肺炎史								
		肺气肿								
		饮酒史								

续表

疾病名称	死亡率(1/10万)	危险因素	指标值	危险分数	组合危险分数	存在死亡危险	医生建议改变危险因数	新危险分数	新组合危险分数	新存在死亡危险
1	2	3	4	5	6	7	8	9	10	11
糖尿病	90	体重								
		家庭史								
其他	2378									
小计										

表15-3　男子45~49岁组危险分数转换表

危险因素		危险分数	危险因素		危险分数
1. 心脏病				20~39支	1.5
收缩压	200mmHg	3.9		10~19支	1.2
	180	2.7		1~9支	0.7
	160	1.6		无	0.6
	140	1	肥胖	体重超过正常60%	1.4
	120	0.7		超过40%	1.2
舒张压	105mmHg	1.7		超过20%	1.1
	100	1.4		正常	1
	95	1.2		低体重	0.8
	90	1	2. 肺癌		
	85	0.9	吸烟	平均每天40支以上	2
	80	0.8		20~39支	1.9
胆固醇	280mg/dl	1.5		10~19支	1.3
	220	0.7		1~9支	0.4
	180	0.5		无	0.2
糖尿病	有	5.4	3. 肝硬化		
	已控制	2.7	饮酒	酗酒者	12.5
	无	1		重度	5
体育活动	无	1.3		中度	2
	轻活动	1.1		适量	1
	经常活动	0.9		无	0.2
	严格体育活动	0.8	肝炎史	有	2
家庭史	父母2人死于心脏病	1.6		无	1
	父母1人死于心脏病	1.2	血吸虫病史	有	2
	无心脏病家族史	0.6		已控制	1.5
吸烟史	平均每天支数40支	2		无	1

危险因素		危险分数	危险因素		危险分数
4. 自杀				已控制	2.5
压抑史	有	2.5		无	1
	无	1	吸烟	有	1.2
家庭史	有	2		戒烟	1
	无	1		无	0.8
5. 车祸			7. 肠癌		
饮酒	酗酒	5	肠息肉	有	2.5
	重度	2		无	1
	中度	1	原因不明出血	有	3
	无	0.8		无	1
驾车里程	每年10000公里以上	1.5	每年直肠镜检	有	1
	5000~10000公里	1.2		无	2
	1000公里以上	1	8. 他杀		
	安全带使用		拘留史	有	5
	0	1.2		无	1
	20%	1.1	武器	有	2
	40%	1		无	1
	60%	0.9	9. 肺炎		
	80%	0.8	吸烟史	有	3
	100%	0.7		无	1
6. 脑血管病			过去史	有	1.5
收缩压	200mmHg	3.3		无	1
	180	2.2	肺气肿	有	2
	160	1.4		无	1
	140	0.9	饮酒史	有	1.3
	120	0.6		无	1
舒张压	105mmHg	2	10. 糖尿病		
	100	1.6	体重	超过正常体重	
	95	1.3		75%	4
	90	1		45%	3
	85	0.8		30%	1.5
	80	0.7		15%	0.8
胆固醇	280mmHg	1.5		正常	0.6
	220	1	家庭史	有	2.5
	180	0.5		无	0.9
糖尿病	有	3			

实验十六　社区康复训练调查与指导

一、目　　的

了解社区三级医疗卫生服务状况；了解社区康复医疗机构（或老年服务机构）康复训练开展情况；对康复训练进行指导。

二、对　　象

社区康复医疗机构或社区老年服务机构（如敬老院等）。

三、方法和内容

1. 社区三级医疗卫生服务状况

（1）医疗机构的设置和运行；

（2）家庭病床设置和家庭护理开展；

（3）双向转诊制；

（4）健康教育措施和自我保健指导；

（5）卫生预防措施。

2. 康复训练开展情况

（1）康复科室设置和功能；

（2）康复训练场所和设备；

（3）机构内功能障碍患者的类型、年龄、性别等；

（4）康复场所大小和设计能否满足需求；

（5）康复训练设备的种类、数量和使用效果；

（6）康复训练工作流程和情景；

（7）康复训练者对康复训练的评价。

3. 康复训练指导

（1）观摩康复训练；

（2）过用所学知识指导康复设备的使用和康复训练。

实验十七　突发公共卫生事件的处理

一、目　　的

熟悉突发公共卫生事件的处理方法和预防控制措施。

二、预 习 内 容

突发公共卫生事件的概念；突发公共卫生事件的预防控制措施。

三、实 验 内 容

患者，女，54 岁，退休人员，2003 年 4 月 2 日首诊。临床表现：发热、寒战，全身乏力数日，体温 39℃。白细胞 $2.1×10^9/L$，抗生素治疗效果差。既往无心肺及其他病史。影像学检查有如下结果。2003 年 4 月 6 日胸片显示，两下肺纹理增粗、模糊，右心膈角片状密度增高影，边界模糊。2003 年 4 月 8 日 CT 显示，两肺中、下叶背段可见斑片状、大片状中高度渗出灶；其内可见支气管相。2003 年 4 月 9 日其女儿到医院就诊。临床表现：发热一天，体温 38.2℃。白细胞 $3.7×10^9/L$，抗生素治疗效果差。2003 年 4 月 16 日其兄弟亦到医院就诊。临床表现：发热、腹泻一天，体温 38℃，白细胞 $3.6×10^9/L$。CT 显示，右肺上叶小斑片状影。

四、问 题 讨 论

1. 这三名患者可能得的是什么病？有什么依据？还需要了解什么情况？
2. 如果当时是你发现了这三例病例，应如何处理？
3. 什么是突发公共卫生事件？
4. 你觉得医院应该如何控制此类突发事件？
5. 你觉得社区应该如何控制此类突发事件？